U0247941

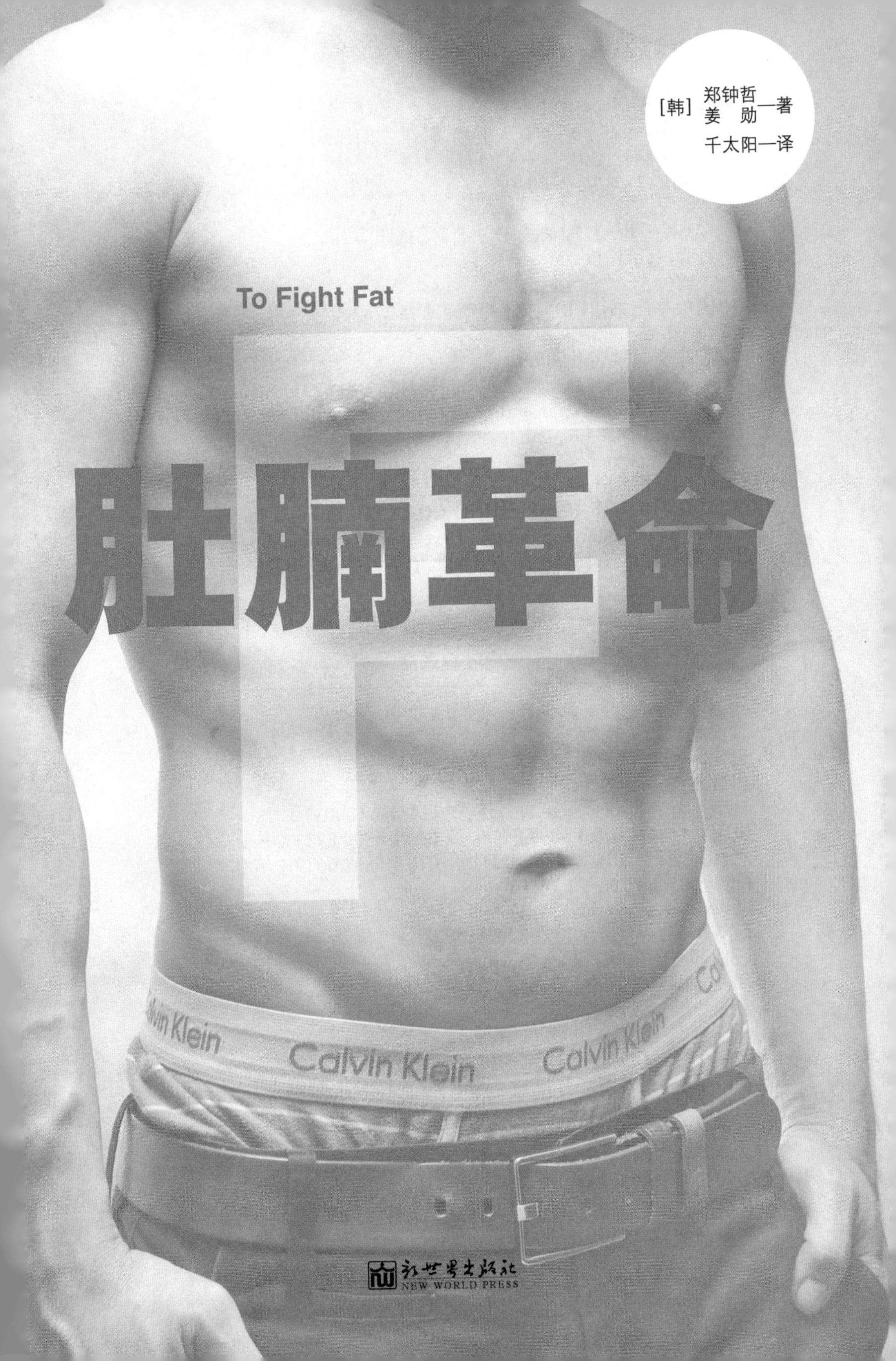

[韩] 郑钟哲—著
姜 勋

千太阳—译

To Fight Fat

肚腩革命

新世界出版社
NEW WORLD PRESS

图书在版编目（CIP）数据

肚腩革命 /（韩）郑钟哲，姜勋著. 千太阳译. —北京：
新世界出版社，2013.3
ISBN 978-7-5104-3600-0

Ⅰ.①肚… Ⅱ.①郑… ③千… Ⅲ.①减肥—
方法 Ⅳ.①R161

中国版本图书馆CIP数据核字(2012)第278219号

아빠의 뱃살혁명肚腩革命
Copyright © 2011, Jeong Jong-chul(郑钟哲), Kang Hoon(姜勋)
Simplified Chinese translation edition © 2013, Beijing ZiYunWenXin
Publishing House Co., Ltd.
All rights reserved.
Simplified Chinese edition published by arrangement with
WISDOMHOUSE PUBLISHING CO., LTD. through Imprima Korea
Agency and Qiantaiyang Cultural Development (Beijing) Co., Ltd.
北京版权保护中心海外图书合同登记第01-2012-8726号

肚腩革命

作　　者：（韩）郑钟哲　姜　勋
责任编辑：王正斌
责任印制：李一鸣　黄厚清
出版发行：新世界出版社
社　　址：北京西城区百万庄大街24号（100037）
发 行 部：（010）6899 5968　　（010）6899 8733（传真）
总 编 室：（010）6899 5424　　（010）6832 6679（传真）
http://www.nwp.cn
http://www.newworld-press.com
版 权 部：+8610 6899 6306
版权部电子信箱：frank@nwp.com.cn
印　　刷：北京市昊天国彩印刷有限公司
经　　销：新华书店
开　　本：710×1000　1/16
字　　数：61千字　印张：13
版　　次：2013年3月第1版　2013年3月第1次印刷
书　　号：ISBN 978-7-5104-3600-0
定　　价：32.80元

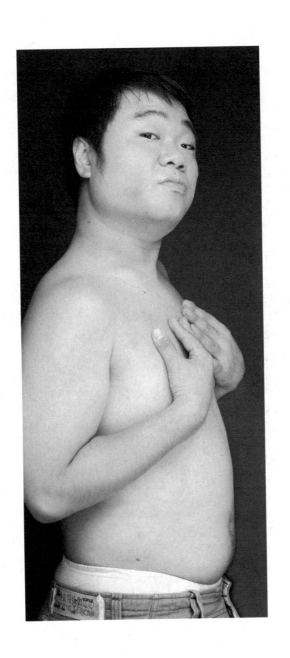

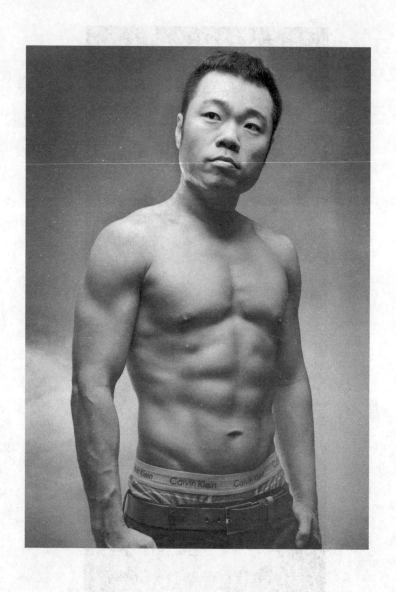

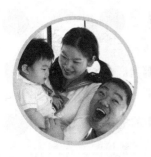

PROLOGUE
前 言

　　我想成为一个优秀的爸爸。所以一直努力去迎合孩子们的思维，也心甘情愿成为孩子的"玩具"，在旁边静静地看着孩子入睡的样子，我就会感觉很幸福。虽然这样，也不能算是个好爸爸。只有爸爸妈妈的身体健康了，孩子才能拥有真正的幸福，这个道理我到现在才明白。

　　很多人都以为，减肥（尤其是减掉肥肥的腹部赘肉）必须得下狠心。但比起坚强的意志，更为重要的却是动机。如果自己的腰围在90cm（男性）或者85cm（女性）以上，不要迟疑，必须赶快减掉腹部的赘肉。腹部肥胖本身就是一种疾病，甚至有研究报告称，这比癌症更难以治疗。这是不是为减腹部，提供了充分的动机呢？但要千万注意，不能仅以减轻体重为目的。否则不是被极端的减肥食谱，弄得身体出现异常；就是因为进行超负荷的运动，而闹出"乡巴佬跑马拉松"的笑话。因为韩国非常重视外表，甚至被称为是"整容之国"，所以减肥的方法也五花八门。这些不知道有什么根据的方法，算起来居然有2000多种。再加上一些只要付钱，减个几十公斤都不成问题的，饱含商业性质的广告等，都如娱乐街的促销员一样，不断诱惑着肥胖者。

本书中并没有介绍减去腹部赘肉的惊天秘诀，也没有一吃就能变苗条的魔法食谱。因为本书旨在介绍以健康为前提，以健康为目标的减肥法，不会提供那些所谓的捷径或者秘方。我只对饮食管理的原则和运动方法进行详细介绍。在减肥的过程中，我深有体会的一句话是"身体是诚实的，汗水绝不会说谎"。

从远低于韩国男性平均水平的糟糕身体，变为后来超过平均值的健康身体。在这期间给我力量的，正是一直支持鼓励我变身的可爱老婆，以及我可爱的孩子们。身体状况改变了，对家人的想法也有了改变，对生活的态度，也变得更加认真积极。健康带给我们的礼物，远胜于那些物质的东西。

郑钟哲

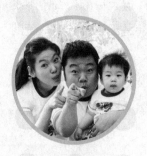

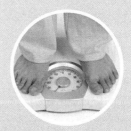

CHAPER 1

不减肥就无路可退

CHAPER 2

减肥受难史

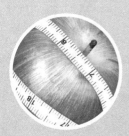

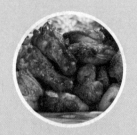

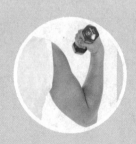

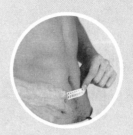

CHAPTER 5

轻松打造腹部曲线

CHAPTER 6

玉童子减肥成功

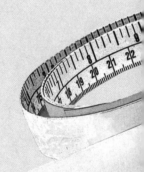

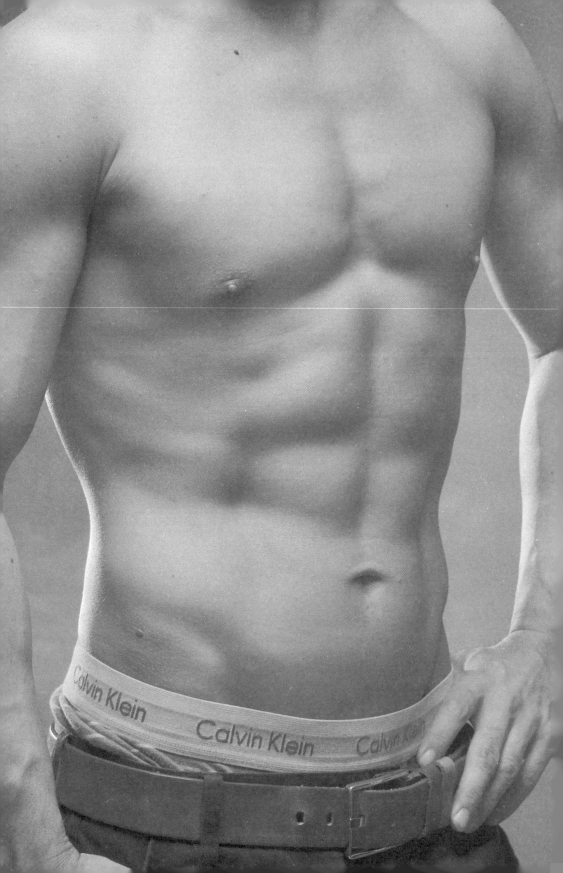

CHAPTER

1

不减肥
就无路可退

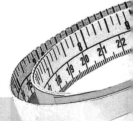

不要忽视身体发出的危险信号

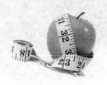

　　最近，我总是在相同的时间，从睡梦中惊醒。看了一眼床头的手机，又是凌晨两点半。12点左右才爬上床，居然这么早就醒了。忽然想去喝杯水，于是起身摇摇晃晃地往厨房走去，不料客厅的灯居然是开着的。灯晃得我睁不开眼睛，回头一看，却发现倚在墙边望着我的老婆。

　　"怎么又起来了？"

　　"嗯……"

　　"怎么会这样？难道是因为认床吗？"

　　"我也不知道，差不多一两个小时都要醒一次。"

　　"有心事吗？"

　　"哪来的心事，别担心了，进去睡吧。"

　　拍拍为我担心的老婆，把她送回卧室后，我又回到沙发上，重新躺了下来。由于我的鼾声会让孩子们睡不好觉，所以被迫搬出了卧室，这种不是分居的分居，已经有半个月了。

有些人，即使闭上眼睛数500只羊，仍然精神抖擞。但像以前的我，只要一沾枕头，就会像被打了麻醉枪的野猪一样，睡得天昏地暗。而且一旦入睡，不管电闪雷鸣，我都能继续睡下去。可现在的我，只要有一点动静，就会一下跳起来，瞪着圆眼，像家猫一样左右巡视。对我而言，这真是不可思议的事情。

男人在三十岁中期，是一个分水岭，这段期间打理好自己的身体，就能维持20岁的健壮体力。否则就会像四十多岁的人一样，变得体力不济。一直以为就算不运动，只要好好吃饭、好好休息，就能维持健康。但在三十四岁那年的夏天，我真切地感受到，自己的身体一日不如一日。

不知从何时开始，身子就像穿了淋湿雨的羽绒服，变得沉重无比，面色灰暗，甚至眼睛都因为充血而红肿起来。心想着"啊，原来这就是传说中的慢性疲劳啊。"开始去药房买从来不喝的疲劳恢复剂，但效果也只能持续一阵。雪上加霜的是，我的头盖骨像要裂开一般，剧烈的头痛总是折磨着我，最后不得不依靠镇痛剂生活。

有一天，进行完釜山的一个活动后，我为了乘坐KTX列车，在赶往火车站的途中，突然开始冒冷汗。当我还在想是怎么回事时，忽然眼前一黑，变得全身无力，像个断了线的木偶一样，跌坐在马路上。除了惊慌以外，我的意识却很清楚，但是身体，却连动动手指的力气都没有了。

好在旁边的经纪人，及时地把我拉起来，扶着我走到人比较少的地方。我独自坐在阴凉的地方发了会儿呆，才感觉恢复了一

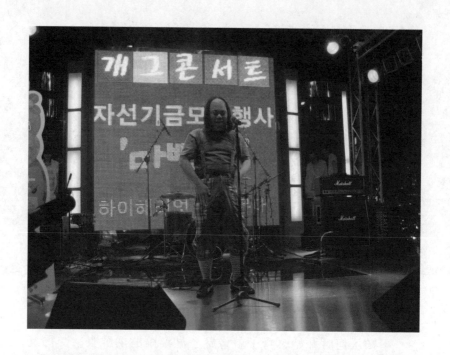

点力气。

现在想来，睡眠不足，过度的疲劳，不带止痛药就会感到不安，偶尔像漫游星际一般的晕眩等等，都是身体给我发出的紧急救援信号，而我却从没有认真地对待。

肥胖不是胖，是病

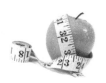

　　我最近因为身体的原因没心思工作，便约了好友去野外钓鱼换种心情。我们坐在水台上钓鲫鱼，一直钓到凌晨，之后我进房眯了一会。在外面摆弄鱼饵的大哥，一见到我就一脸担心地问道：

　　"童子，你大半夜的不呼吸，知道多吓人吗？"

　　"嗯？这是什么意思？"

　　"你这家伙，打鼾就打鼾吧，还时不时地憋几十秒的气。你老婆没告诉过你吗？赶紧去医院看看吧。"

　　"哎，这点小事去什么医院啊？"

　　"这可是很危险的，睡眠呼吸暂停综合症，很可能在睡梦中就死了。"

　　朋友说有可能在睡眠中死去，我立刻变得认真起来。朋友还为我举例说明，睡眠呼吸暂停综合症是个多么可怕的病症。听了之后，我突然感到非常害怕，产生了马上去医院接受检查的想法。

和定期接受健康检查的白领不同，大部分艺人都对自己的健康非常忽视。想来上次接受检查，已经是6年前的事情了。那还是在出演某个健康管理节目的时候，因为广播电台会支付费用，我才欣然去接受检查。当时所有指标都达到正常水平。

为了接受包括睡眠检查的综合健康诊断，便在家附近的综合医院住院。又是抽血，又是验尿，还在从没见过的机器前面照相，反正把自己身体的里里外外，都检查了一番。做胃镜检查的时候，我有忍不住要吐出来的感觉，痛苦得满脸泪水。到了半夜，护士在我的头上、脸上、胸上，甚至腿上，都贴上了电感应贴。想着在满身感应器的状态下睡一晚，我还隐约有些害怕。

"如果检查出患有严重的疾病该怎么办呢？"

过了一周左右，我再次去医院询问结果，坐到医生办公桌旁的椅子上，就看到桌子上的诊断结果报告书。结果比我预想的还要严重。已不是体重超重的问题，而是肥胖，这一点已预料之中，但没想到的是，出现了疑似肝病或糖尿病的症状，而且血压也偏高，现在处于必须接受进一步精密检查的状态。

像作弊的孩子一样，我偷瞄了一眼医生的诊断书，看到血常规中的几个项目，都用黄色的荧光笔做了标记。我预感到其中肯定有一些问题。果然，显示肝功能状态的伽马GTP项、总胆固醇中LDL项、空腹血糖值，已经超过了正常范围。

"身体都这个样子了，早干嘛去了呀？年纪轻轻，身体年龄却像50岁了一样。这个结果已经很严重了。肝功能严重衰退，虽然血糖可能是一时的现象，还需要精密检查，但胆固醇，特别是

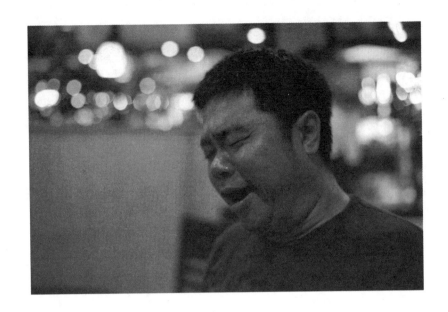

LDL值★，实在是太高了。"

"那我现在的身体状况，真的很危险吗？"

"听说过猝死吧？就现在这个数值来看，不管身体的哪个部分，都有可能出现问题。而且我看了睡眠检查结果，你还有睡眠障碍。你需要赶紧控制体重，控制饮食。几个项目需要再次检查才知道，但还要进行药物治疗。"

医生到最后都没有说一句肯定的话，而我就像个望夫石一样僵在那里。脑子里仿佛有个钟，"当！"地敲了一下。对于我不减轻体重会怎样的天真问题，医生无奈地笑了笑回答道：

"钟哲先生，你现在是肥胖，听说过肥胖不是症状而是疾病

★LDL值称为低密度脂蛋白。

的说法吗？严格来说，你现在患有肥胖，以及它的并发症，这是很严重的情况。不减轻体重，不调节饮食，光进行药物治疗是不行的。最好赶紧开始运动，一定要减肥，明白了吗？"

不行动就不会改变

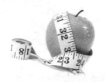

  医院处方上的药总共有七种。去药房拿出处方，药剂师抱着一大袋的药品，走了出来。拿到药以后，我回到家里，无力地跌坐在沙发上，孩子们看到我这么早回来，高兴地扑了过来。

  我从小就对药物感到厌恶，以后每天早晚不间断地吃药，这个现实实在太恐怖了。每次7片药，咽下去的时候，卡在脖子里也是常有的事情。有一天，我把一手的药塞进嘴里，不小心掉了两三粒。其他的马上就找到了，但是一个黄色的逍遥丸，不知滚到了哪里了，怎么也找不到。于是我跪在地上，仔细地在沙发下面寻找，这时大儿子时厚走过来问：

  "爸爸找什么呢？"

  "嗯，在找药呢。爸爸吃的药丸，不知道跑哪里去了。"

  "什么？药丸跑了？"

  时厚一听，慌张地朝着厨房里的妈妈吼道："妈妈！爸爸

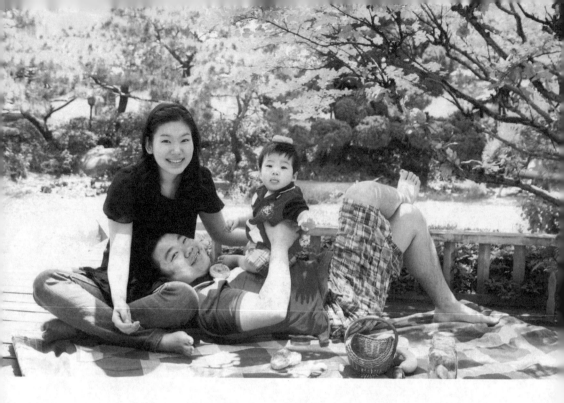

的药丸跑了！"随即就趴在客厅地板上，帮我来回搜寻。本来觉得，一个药丸找不到就算了，但时厚丝毫没有放弃的意思，一直在地上帮我来回地找个不停。瞬间觉得心里暖暖的。过了一会，尽管孩子他妈也过来帮着一起寻药，但终究还是没找到。

"算了，时厚，不用再找了。"

"不行，一定得找到。"

"没关系的，别再找了，过来跟爸爸玩吧。"

"不吃药爸爸会痛的，我一定要找出来。"

我找了一会就停了下来，抬头一看，家人都趴在那里找药丸。其实就算不吃那一粒，也不会有什么大事，但看到正在用小小的手仔细摸索，瞪大了眼睛寻找药丸的儿子，以及趴在沙发旁翻找的老婆，刚刚的暖意，渐渐地转为心痛。

"……身为顶梁柱的我，现在像什么样子啊？"

我决定再也不让孩子们，看到我吃药的样子了。因为我给孩子留下一种爸爸"身体虚弱，必须按时吃药" 的认识，这一点让我很揪心。尽管医院反复强调减轻体重比吃药更重要，但至少在那时，除了决定按时吃药之外，我没有制定什么详细的计划。

　　吃了半个月的药，我又去了趟医院，医生指责我说，为什么还没有开始运动，我只能挠挠头。还是不知道该怎么办。要去办一张健身俱乐部会员卡吗？还是开始晨跑呢？不，要不直接下狠心去绝食？为了减肥，我一定要做些什么，在心里不断浮现。但我依然下不了决心，日子就在彷徨犹豫中进行着。

只有妻子能够照顾丈夫的身体

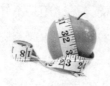

　　因为被偷了仙女服，仙女无奈之下，只好跟樵夫一起生活，然后按照约定，在生下三个孩子之后，拿回了仙女服，然后她带着所有的孩子飞回天庭。但我相信，我老婆即使生了三个孩子，也不会离开我。因为这世上没有所谓的仙女服，就算她要走，我也不可能乖乖放她走。

　　正值青春年华的老婆，单凭对我的信任，就嫁了过来，转眼就成为三个孩子的妈妈，但她依然是个柔弱的女子。本应过着和和美美的新婚生活，但婚后的日子却大部分都处于怀孕期，让我总是感到非常愧疚。总想着要好好待她，但有时候也会忘记。

　　她因为需要照看三个孩子，所以我心里很清楚，她每天有很多的事情要做。可我还是觉得老婆对我不上心，最终没能抑制住不满的情绪，干出了一件让老婆伤心的坏事。

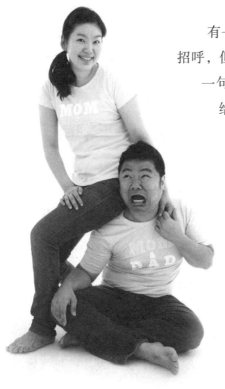

有一天下班很早，进门后打了声招呼，但老婆看都没看我一眼，说了一句"回来了"，就继续认真地给睡着的孩子扇扇子。换好衣服坐在客厅的沙发上，我摆弄着遥控器看电视，但过了很久老婆都没有招呼我去吃饭。

若是平时，我可能就自己去吃了，或者打冰箱上贴着的外卖店电话，叫些吃的。但是一想到，老婆既然很清楚我那个糟糕的健康诊断结果，怎么还对我这么不上心，所以很幼稚地耍起脾气来。可能是小儿子不愿意睡，望着过了好一会才从屋里出来的老婆，我先来了一记"猛击"。

"奎琳，你……如果我不在了，你能好好地把孩子们带大吗？"

听了这句话，老婆瞪大眼睛，吃惊地转身看着我。

"什么？你刚刚说什么？"

"我仔细想了想，觉得你肯定行的，你那么坚强。"

看到老婆激动的表情，我就知道，自己先发制人很成功，所以趁热打铁地，又来了一次攻击。有个电影的主人公说了，包括夫妻吵架的所有斗争，先发制人才是关键。

"没什么，凡事都有个万一嘛。未来的事情，谁都不知道会怎样，也不知道我什么时候会死。"

老婆用无奈的表情凝视了我好一会儿，可能是情绪太过激动，说话也结巴了。

"你，你说……你这是什么意思？那我死了，你能把我们的孩子带大吗？"

不知怎么的，谈话没有沿着我预想的方向发展。本来这个时候，就应该松下脸，撒个娇，结束这个话题，没想到小心眼的我，竟说出了违心的话。

"怎么不能？想尽办法也会做到，就算全身都插着点滴管，我也会把他们养大，养孩子有什么了不起的！"

嘴里说着如此过分的话，尽管心里很后悔，但那也是泼出去的水，再也收不回来了。老婆颤着身子沉默了好一会之后，走进屋里只拿了外套和钱包，用愤怒的眼光看了我一眼，打开门后对我说：

"是吗？很好啊，那你自己来吧，我不管了！"

那天老婆很晚都没回来，而我则因为自己乱发脾气，付出了巨大的代价。我完全明白了，从妈妈的角度来说，养三个孩子，而且还有没断奶的孩子，每天都像身处战争之中一样，压力非常大。

三个孩子一个缠着我陪他玩儿，另一个饿了想吃东西，要背、要抱、要喂，最后好不容易哄他们睡觉了，才有空伸一伸懒腰。我打算去泡个拉面吃夜宵，在厨房左翻右翻的时候，发现了橱柜上贴着的便利贴。

一定要给老公吃这些！！！

五味子，梅子，木瓜，糯米，黄豆，豆腐，香菇，芥菜，枸杞子，胡萝卜

菠菜，牛蒡，青菜汁，蛤仔，海带，青花鱼，燕语，金枪鱼

不知怎的心里一阵感动，便利贴上是老婆工整的字迹。身为老公，不但不能体会老婆的心情，还拿着身体不舒服的借口，乱发幼稚的脾气，甚至想接受特别待遇。那天晚上，我羞愧不已，慢慢的，歉意让我抬不起头来。

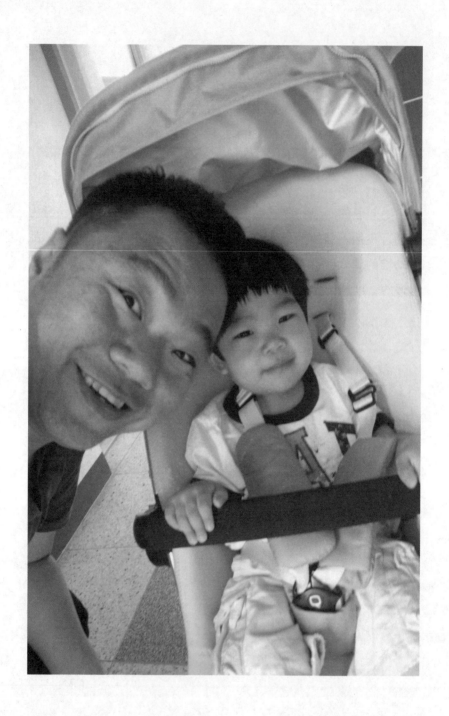

016

你的身体不是自己一个人的

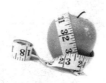

那件事发生几天之后，我答应了朋友的请求，去江原道原州的一个小礼堂主持婚礼。和往常一样，主持中偶尔穿插几个幽默，终于到了婚礼的高潮，新娘入场的仪式。但没想到，双手捧着花束的新娘，独自轻盈地走过来。在婚礼上，一般都是挽着父亲或者家中男性长辈的胳膊入场，但奇怪的是，这个新娘旁边却没有人。

后来才知道，新娘的母亲早在她小的时候就去世了，而辛苦把她拉扯大的父亲，则在去年因肝癌去世。去世的父亲也是家里的独子，没有其他亲戚，所以新娘只好自己一个人入场。不知道是不是因为这样，婚礼的气氛显得特别凝重。

对一个女子来说，婚礼是她人生中最美丽的时刻，新娘穿着

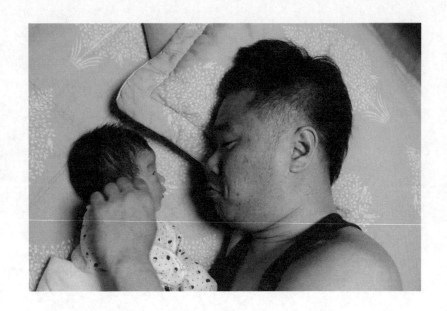

纯白的婚纱，与爸爸肩并肩，以相同的步伐，一步步走到台上，接受所有人祝福。这应该是所有未婚女性的梦想，但没有父母陪伴的新娘，肯定会忍不住自己的泪水。看着沿着她美丽的脸庞滑下的泪水，我的眼睛也变得湿润。

那天很晚才回到家，出生不久的小女儿诗雅，在妈妈的怀里睡着了。因为害怕吵醒孩子，所以只用眼神跟老婆打了个招呼，但在转身的瞬间，我想起了新娘悲伤的面孔，所以轻轻地握住了小女儿的手。我粗糙的手，握着女儿像贝壳一样的小手，每根手指的顶端，都有小小的、方方的指甲。那些小指甲十分可爱，我禁不住用手指去抚摸。但没想到，诗雅的手突然反过来握住我的拇指。这种情景好像在某个电视广告中出现过，所以我不由得笑了出来。

这个孩子将来长大了，背着书包上学的时候，肯定会有自己的好朋友，等再长大一些，应该就会有个让她心跳的帅气男朋友了吧？跟所有人一样，开始一段青涩的恋爱。等到爱得深了，时机也成熟了。到了他们该结婚的时候，我已成过了花甲的老人，到那时我还能是个帅气的爸爸吗？不，不需要帅气。我能在她的婚礼上，牵着她的手，把她交给新郎吗？看到我紧握女儿的手，我陷入了沉思，老婆微笑着问道：

"想什么呢？在担心怎么把孩子带大吗？怎么，不是说带孩子很容易，一点问题都没有吗？"

本来还想说些什么，但我还是忍不住扑哧地笑了出来。想起前几天，我因为幼稚的嫉妒心所犯下的幼稚行为，为了让老婆解气，又是礼物、又是做家务，连着打扫了好几天屋子。

"你什么事都不用担心，我们的孩子我会好好带大的。但是……"

"但是什么？"

"但是你要保证，我们诗雅结婚的时候，不能只剩下我一个人坐在那里。你只要答应我这一点。"

"这是什么意思？"

"我的意思是，绝对不要丢下我和孩子们，独自去别的地方。"

"别的地方？我能去哪？"

"就是……我希望你健健康康的。你一定要听医生的话，赶快开始做运动。"

老婆温柔的微笑，轻轻地拍着孩子的背，我默默地看着老婆，脑子里不由得浮现出了一个念头。

"是啊，我的身体已经不再是我一个人的了。"

减肥第一步：制定目标

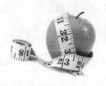

虽然很清楚，减肥需要节食或运动，但对于该从哪开始的问题，我还真是一头雾水。所以首先做的，就是分析自己的身体情况。

"就这样的身子，是怎么活到现在的？"

最近由于就业难，大学生都竞相考各种证、报各种班。但如果不是以语言实力或资格证、而单纯以身体状况为标准决定能否就业的话，我想我肯定怀揣无业游民的身份度过一生。没变成街头流浪汉，已经算是不幸中的万幸了。

玉童子的亚健康体质大公开

项目	状态	意见
身高	163cm	看起来很矮
体重	86kg	比57kg的标准体重多了29kg，要在我身上减掉48人份的五花肉。
腰围	37英寸	由于个子矮身子胖，不管买什么样的裤子，第一件事就是把裤子裁掉一节。
头围	60cm	量完腰围顺便量了一下自己的脑袋，矮个加大头TT
是否饮酒	几乎不喝	"不要醉酒，酒能使人放荡，乃要被圣灵充满。"因这种理由^^
是否吸烟	一天半盒	具有十五年烟龄的资深吸烟者
喜欢的食物		所有肉类、可乐、炸鸡、猪排、油炸食品、披萨、泡面、炒小肠、米肠汤、丸子汤、炸酱面
讨厌的食物		豆腐、包烤肉的生菜以外的所有蔬菜、水果、杂粮饭，在自助餐吃饭时，碟子里绝对不会出现绿色。
平时的运动量		退伍后从没做过运动，超过3步的距离一定会坐车。虽说也会偶尔打打高尔夫，但因为要在场地内走几个小时，所以觉得太累，正在考虑，是不是应该放弃。

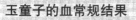

玉童子的血常规结果

检查项目	正常范围	结果	结果分析
血糖	70～120	135	血糖过高，如果不加以管理，很可能发展成糖尿病。
HDL	42～74	40	比较正常，若HDL值长期维持在较低水平，可能诱发动脉硬化及其并发症。
LDL	0～140	238	已经不得不立即进行药物治疗。这么不纯净的血液，吸血鬼也会敬而远之的。很可能引发心血管疾病，是发生猝死的重要原因。
GOT	1～38	58	同样是肝脏，但与明星张根锡的"年轻生肝"比起来，两者却有质的区别。张根锡的肝就像是1++级的新鲜牛肉，而我的肝则是过了保质期都很久的2级牛肉。调节饮食和加强运动是唯一的解决方法。
GPT	1～43	65	
γ-GTP	11～63	195	被判定为脂肪肝（非酒精性）。如果不治疗，就有可能发展成肝硬化。

要减多少，才算是减肥成功了呢？

　　减轻体重，首先要设定一个目标。我很好奇，自己应该减到什么程度，我的标准体重又是多少呢？根据我的常识，标准体重就是用身高减掉110。但还有一种方法，能够更加准确地算出标准体重。

用身高减掉100，然后乘以0.9。
我身高163，86kg，所以（163-100）×0.9≈57kg，也就是86-57=29！！！
哇！要减掉29kg呢。那29kg到底是多重呢？

140个盒饭（4人家庭能吃12天），116听罐装可乐（可以满足一支部队的所有中队长的需求），48人份五花肉（少女时代的妹妹们，可以进行9次聚餐），如果用韩币的重量来计算，应该是2亿9000万韩元（每100万纸币100g）

BMI计算法
BMI(Body Mass Index)是指KAUP指数，也称体质指数，多用于判断肥胖。BMI公式是体重（kg）÷身高²（m²）。如果代入我的数值进行计算，就可以得到86kg÷1.63²=32.4。32.4啊……那么我到底是什么状态呢？

区分	偏瘦	标准	偏旁	肥胖	肥胖症
20岁以上	17.9以下	18~23	24~25	25~29	30以上
30岁以上	18.5以下	18.5~24	25~30	30~39	40以上

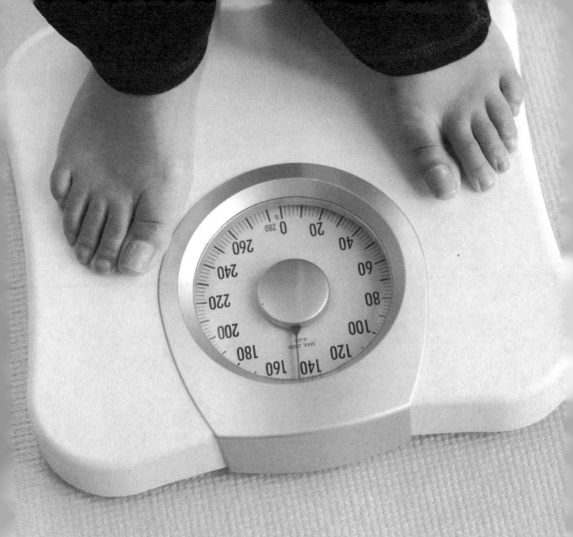

　　如我所料，我已经属于肥胖，好在还没有患上肥胖症。用BMI公式计算出的标准体重，结果是63.8kg。即使是这样，我也要减掉至少22kg。这是三十只炸鸡的重量，五个人都吃不完的量，现在让我从身上减去？我可以做到吗？虽说决定了要减肥，但得到目标值后，我感到一阵晕眩。

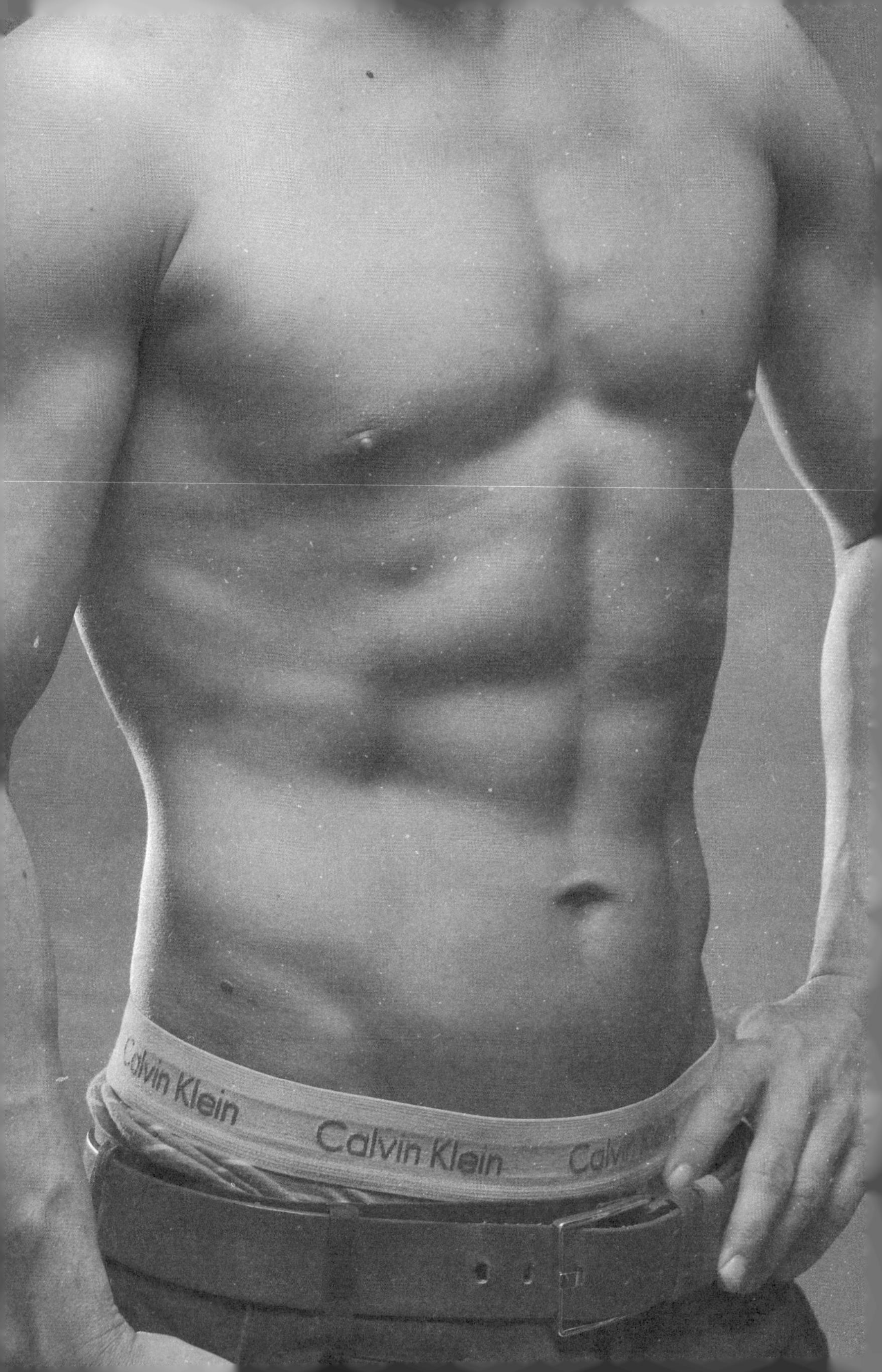
Calvin Klein
Calvin Klein

CHAPTER

2

减肥受难史

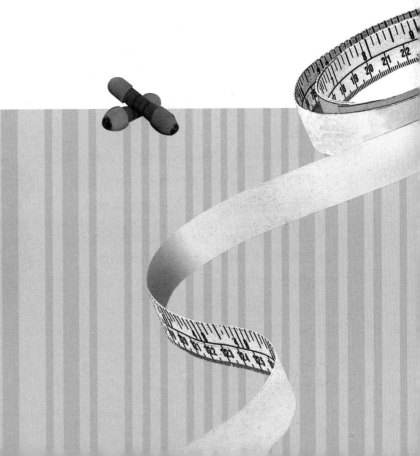

我的最爱竟是减肥的敌人

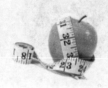

　　我非常喜欢吃肉，特别是五花肉。只要几天不吃，我就会觉得身体在催我补充蛋白质；但若是吃多了，就会觉得身体又在说："蛋白质和脂肪已经很充分了，现在给我补充一下碳水化合物吧。"而往往对于身体这种自发的要求，我向来都是"从善如流"的。

　　据医学研究表明，体制不同，饮食习惯也不同。每个人所需要的营养和禁忌的食物，也各有不同。天天吃肉都吃不腻的我，认真思考过这样的问题，难道这就是我的命运？生得一副无肉不欢的原始肉食性体质。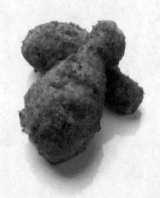

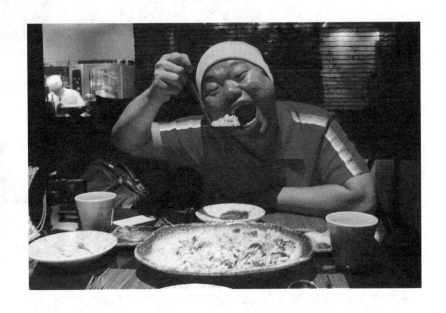

　　可是一想到减肥，我就得结束自己幸福的肉食生活，瞬间如失恋了一般，感到伤心不已。"食欲"作为人的三大基本欲望之首，肉是最能满足它的食品。让我抛弃这些，对我来说实在是一个惩罚。

　　没有肉的食谱，我能坚持几天呢？赵容弼前辈的歌词里写着，他想成为到达巅峰后饿死、冻死的猎豹。但说实话，比起饿死、冻死的豹，我觉得成为连腐肉也可以大口大口吃下去的土狼，似乎更好一些。

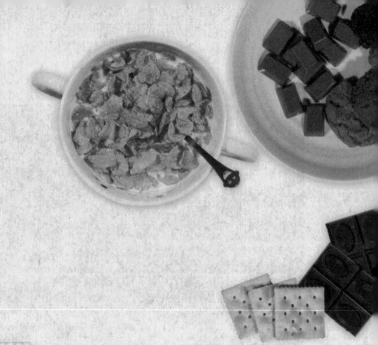

减肥前的挚爱菜单

时间	喜欢的菜单
早饭	"卷饭○国"的三条牛肉卷饭配罐装咖啡（完美组合） 大鼓醒酒汤加两碗饭（人是铁，饭是钢） 偶尔凌晨也会暴食五花肉
上午的零食	"唐○都乐"三个+焦糖玛奇朵 奶酪边比萨（家庭装）半张+半瓶可乐 鱼烤饼至少要3000元（韩币）以上的量，因为3000元（韩币）以上能再赠两条
午饭	坩埚汤或牛尾汤 放有猪头肉和是酱的米肠汤 炸酱面两份
下午的零食	鱼饼汤加炒米条、米肠、炸串各一份 蜜麻花加糯米甜甜圈 汉堡包
晚饭	新鲜五花肉1斤 加两个以上拉面的部队汤 牛肠火锅
宵夜	两袋拉面 猪蹄或大盘牛肠（点大盘，赠品才丰富） 炸鸡

向肉食宣战

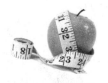

　　豹，属于猫科动物，不但能熟练地捕鱼，还能把猎物拖到树上，拥有惊人的体力。它是肉食动物中动作最敏捷、身形最漂亮的动物。可是一看镜子里的我，简直就是大肚子、脏皮肤的土狼。我要怎么做才能变得像豹一样呢？

　　在决定减肥后，我干得第一件事情，就是把手机壁纸换掉。我把体检诊断表中对我冲击最大的胆固醇一项照下来，并在图中加上"猎豹"的字样，作为壁纸。在我想吃肉时，就把手机拿出来警告自己。"我不是土狼，我是猎豹!"

　　美食节目邀请我去做主持，如果介绍烤肉店，我会果断含泪拒绝；朋友聚会和公司聚餐，我也尽量找借口，能推则推。朋友们偶尔也会半开玩笑的调侃："你小子红了之后，就不屑陪我们玩了？"尽管如此，只要我的决心没有动摇，他们也拿我没办

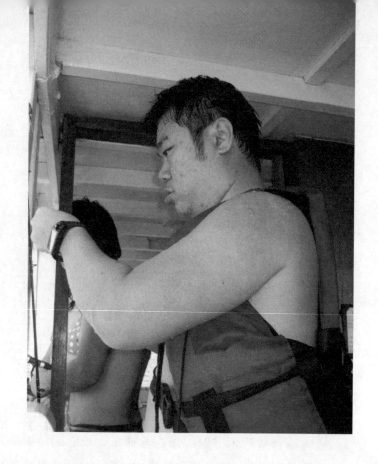

法。我必须得像徐敬德前辈一样，即使天下名妓黄真伊躺在身边，也能心无旁骛地看书。

有没有听说过，如果长期喂猫吃狗饲料，猫就有可能失明。这是因为猫要生存下去，必须摄入牛磺酸，而狗粮里没有这个成分。所以猫喜欢吃牛磺酸含量丰富的老鼠和鱼，那么豹也属于猫科动物，如果只吃青草，它会不会失明呢？一想到这，我顿时觉得自己的眼睛也变得暗淡了。

减肥初期食谱

早饭	200g鸡脯肉+10颗圣女果+2根香蕉
午饭	10个熟鸡蛋的蛋清+2根香蕉+1根黄瓜+生菜
晚饭	1只清煮鱿鱼+2个蒸红薯+10颗圣女果
夜宵	绝对不吃，觉得快要死了，就喝一杯低脂牛奶

DIET

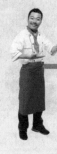
豆腐减肥法：增加基础代谢量，提高食物能量

豆腐在美国被称为"不长胖的奶酪"，因为它营养价值高，卡路里却很低，无疑成为减肥的好帮手。从营养学的角度来看，豆腐减肥法是现在流行的多种减肥法中，最科学的一种。

每100g豆腐，只含有90kcal，热量很低，而且90%以上成分都是水。因为体积很大，所以能给人带来饱腹感。并且，豆腐的消化吸收率高达95%，高于大豆，但豆腐却将大豆的营养成分完好地保留下来。大豆里面的皂素，具有促进脂肪分解，预防动脉硬化的效果，富含对健康有利的不饱和脂肪酸。

特别是晚饭，最好要摄取增加基础代谢量的蛋白质。而豆腐含有的优质蛋白质仅次于肉类。它还具有丰富的钙元素，可以降低因为低热量减肥法，而可能导致的骨质疏松等症状。

一天三餐中，晚餐食用豆腐效果最佳。可以用开水烫一下，如果觉得没有味道，也可以沾着酱油或醋。除此之外，还可以做皮蛋豆腐、豆腐汤等简单的料理。吃豆腐的时候，为了美味和营养的均衡，可以和蔬菜、海藻类或者海蜒等一起吃。

豆腐虽然是优秀的蛋白质食品，但是缺乏人类必需的动物性氨基酸。长期只吃豆腐的做法，也是不可取的。豆腐中的膳食纤维含量过低，若不搭配相应的蔬菜，可能会引发便秘。

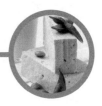

豆腐单一食物减肥法

早饭：半块豆腐+一杯胡萝卜汁

午饭：半块豆腐+白泡菜

晚饭：半块豆腐+白泡菜+胡萝卜汁

豆腐的功效

- 豆腐富含钙和矿物质，有效预防骨质疏松和动脉硬化。

- 豆腐含有的卵磷脂，补充大脑营养，异黄酮素则具有净化脑血管的功效，有利于预防老年痴呆。

- 丰富的钙质，利于身体的生长发育。

- 含有雌激素，利于缓和更年期症状。

- 具有丰富的膳食纤维低聚糖，对改善便秘非常有效。

豆腐的全新发现：
给予幸福感和饱腹感

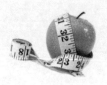

　　我不怎么挑食，但有一种食物是我特别讨厌的，那就是豆腐。如果问为什么讨厌豆腐，我就会比较困惑。因为我也没有一个确切的理由，去解释为什么讨厌它。仔细想想，可能是我不喜欢豆腐散发出的类似发酵了的腥味，以及它那种潮湿、没味道的口感吧。

　　就算偶尔吃豆腐炒泡菜，我也会无视里面的豆腐，只挑猪肉吃。我觉得世界上再也找不到比豆腐还难吃的东西了。一般人可能连大豆都不吃，怎么可能去吃腐烂的大豆呢？俗话说士可杀不可辱，谁都不能逼我吃不喜欢的东西，反正豆腐和我算是没缘分了。

　　为了避免食用减肥食谱引发的营养不良，我决定一周吃一顿家常饭。第一次吃家常饭的时候，难得全家都聚在餐桌前。早就吃腻了香蕉和鸡脯肉的我，在吃家常饭的那天，从早上开始就兴奋地飘飘然。因为今天至少可以吃到放足了猪肉的泡菜汤，或者老婆精心准备的特制料理。但是这个期盼，在我坐下来的瞬间都化为乌有。在餐桌上，我找不到老婆精心准备的菜肴。

五颜六色的五谷饭，加了豆腐的清淡泡菜汤，大概只有虫子才会喜欢的绿油油的青菜，还有像是用刚从花盆拔下来的蔬菜制作的沙拉。今天的家常饭居然只有这些。虽说我在减肥，但好不容易和家人一起吃饭，至少给我煎两个荷包蛋，或给几张海苔也行啊……

"奎琳！再怎么说也是……这算什么呀？好不容易一起吃个饭，哎呦！你看这餐桌上绿油油的，都能养虫子了。"

老婆没有答话，反而斜眼瞧着我。儿子时厚与我相反，他特别喜欢蔬菜，我看到他拿一大把豆芽蘸了酱，然后把嘴塞得满满的。我审视了一下现在的气氛，如果我还继续挑事，老婆百分之九十九会骂我，"怎么连5岁的小孩子都不如，一点都不像个男人。"我察言观色一番，马上换了个表情，装作很喜欢老婆辛苦做的饭菜，还做出很感激的样子。但是对青菜，我实在是下不了手。"哎，那就吃豆腐吧，伸头一刀、缩头也是一刀，总是个死。"抱着这样的心情，我紧闭双眼，舀了一勺泡菜汤里面的豆腐，送进嘴里。虽然是我痛恨不已的豆腐，但它是这桌菜中唯一的蛋白质。

就在那一瞬间，我竟发现豆腐是那么美味。心想着"嗯？豆腐本来就是这个味道？"，是不是长时间被没有一点味道的煮鸡蛋和鸡脯肉折磨，连我的口味也变得原始了？可是再怎么说，我也不可能从豆腐中吃出这种味道啊。此刻，豆腐就像三角地著名的里脊肉一样，入口即化。再吃一口，还是那么好吃。

"奎琳，这个豆腐，在哪买的呀？味道和以前不一样呢？"

老婆以为我又要挑饭菜的毛病，没回答我的问题，反倒是拿着筷子，啪啪地敲着桌子，狠狠地瞪着我。

"是不是太过分了？将就着吃不可以吗？"

"我说，你发什么火啊？我只是觉得豆腐很好吃而已。"

老婆知道我不喜欢吃豆腐，便把我的话听成是讽刺。

"怎么，要不烤五花肉给你？不，要不从饭店叫个糖醋里脊？拜托你用脑子好好想一想，我准备这么一桌菜，到底是为了谁？你是不是越来越过分了？"

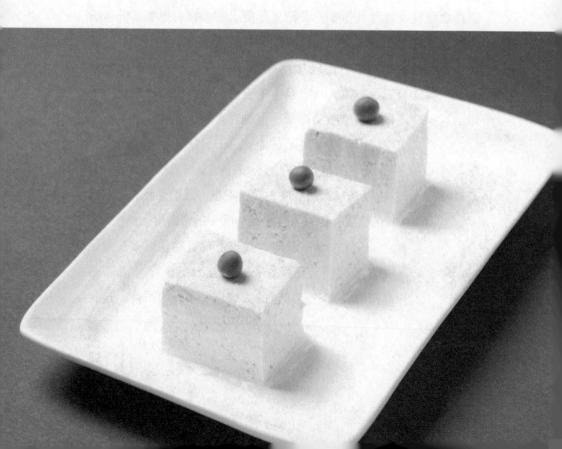

"喂、喂！我真的是觉得豆腐很好吃啊，你生什么气呀？不要一生气就用筷子敲桌子，吓死人不偿命啊。我看豆腐很好吃，还以为是丈母娘亲手做的呢。"

"……嗯？"

一点小事就差点引发夫妻吵架，不管我再怎么冤枉，如果惹到老婆，遭殃的最终还是我。老公让着点老婆，家庭才能和睦，而在我家，不是我让着她，而是我真的爱她。我爱我老婆，但偶尔……偶尔会觉得老婆很可怕。是不是所有女人，在成为妈妈之后，话就会变得特别多？老婆觉得奇怪，吃了一块豆腐说道：

"好吃什么呀？就是一般的豆腐。还是在超市买的呢，一块1500韩元。我妈不会做豆腐。"

那天晚上，我把汤里的豆腐全吃光，仍然觉得意犹未尽，还把冰箱里所有的豆腐都拿出来，用过水的泡菜叶包起来，全都吃掉了，好久都没有体会到饱腹感了。以前吃完三份排骨后，再加上一碗牛肉面，才会有的幸福的饱腹感啊。

一直觉得减肥就是要放弃很多东西，但现在看来，偶尔也会有意想不到的惊喜。

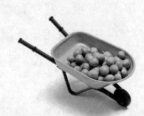

可以代替鸡脯肉的蛋白质食品

食品	蛋白质含量（每100g）	说明
金枪鱼	16g	·如果是金枪鱼罐头，由于钠和脂肪比较多，所以尽可能只吃肉块 ·可做成金枪鱼沙拉、盖饭等，可以灵活地运用于多种减肥食谱
豆腐	9.3g	·蛋白质和钙质丰富，是最好的减肥食品 ·如果可以的话，生豆腐的卡路里最低，有利于减肥
青花鱼	20g	·欧米茄3等身体必需脂肪酸的宝库 ·腌青花鱼是不可以的，应用平底锅烤（禁止加油）
牛肉（里脊）	21g	·含有丰富的肌酸，做肌肉运动时提供力气 ·但是，要挑着脂肪少的地方吃（里脊、扇骨肉、牛腩、臀肉等）

脂肪不会那么轻易反弹

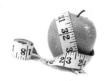

在减肥期间，和所有减肥者一样，我经常在半夜饿得睡不着觉。开始减肥后，运动量大幅增加，体力消耗也变得更多，晚上一旦饥饿感袭来，我就会感到一阵阵的晕眩，甚至感到非常抑郁。但就算这样，我也别无他法，只能拿一瓶矿泉水充饥。

有一天，下班后在回家的公交车上，透过窗户看到的，已经不是我之前看到的世界。中式餐厅、熟食店、紫菜包饭小铺、汉堡店、还有挂着五彩斑斓的招牌的烤肉店，数都数不清的看起来很好吃的餐厅……我们的小区本来就有这么多餐厅吗？

"真想去超市买个碗面，再加上三角包饭来吃……"

"如果能吃一勺浇了炸酱的炒饭，再来一口炒马汤，我就不会这么抑郁了……"

"上次点一碗猪蹄汤的时候，饭店赠送的那盘面和饼，怎么就没吃呢？"

一转过头，就看到路边的炒年糕摊，站着三四个女生，在那里有说有笑。看着她们手里拿着，盛有鱼饼汤的纸杯，我感到各种羡慕。在我看来，那比在曼哈顿的露天咖啡厅吃早餐、悠闲地品着一杯咖啡的纽约人还要带劲。如果现在让我吃一串鱼饼和一盘加了紫菜的炒米条，就算让我单独给他表演一个小时的"拍额头"，我也心甘情愿啊。

但是回过头想想，一直到此刻我对一颗圣女果，甚至是一片生菜叶都要计算卡路里，严格遵守减肥守则。如果现在真的吃了不在计划之内的宵夜，很可能就会前功尽弃，实在是得不偿失。那就像是在一杯清水里，滴入一滴泡菜汤一样，这就会干扰我的整个减肥过程。

早知道现在这么痛苦，我之前就应该把方便面吃个够，吃到吐为止。而且，前几个月路过弘大有名的拉面店时，我还跟那里的老板学了一手，现在倒好，派不上用场了。

是谁说要减肥，就得习惯饥饿的感觉呢。人这种动物，是绝对不可能习惯饥饿的。人，就算被心爱的人抛弃了，感到万念俱灰，但到了饭点，还是会感到饥饿。而且在各种斗争之中，最困难的就是绝食抗议。

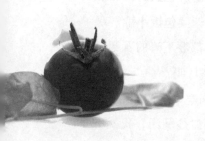

不管怎么说，我每天都和饥饿做着艰苦的斗争，熬过了一段时间。直到有一天，危机还是爆发了。那天下班很晚，回到家已经凌晨2点了。想赶紧洗洗睡几个小时，好不耽误明天电台现场直播的录制，可是肚子饿得实在睡不着。再这么下去，明天我在现场直播中把剧本啃了的心情都有。

在床上一来一去地翻了一个小时，最后起来开了电视，正在播放"两天一夜"。成员们正因为一碗方便面而吵吵闹闹。没能赢得比赛的虎东哥，连筷子都没碰着就被挤到后面去了。剩下的成员们无视可怜的虎东哥，疯狂地把方便面往嘴里送。虎东哥灰心丧气地只能咽口水，那可怜巴巴的表情，肯定不是刻意演出来的。看着电视，我心里满是方便面的影子。

KBS的"两天一夜"，对方便面公司来说，或许是个大福星，但对于减肥的人来说绝对是瘟神一样的存在。在广播台看到罗永锡导演，肚子上的肉还不少呢，做人怎么能这样子呢，

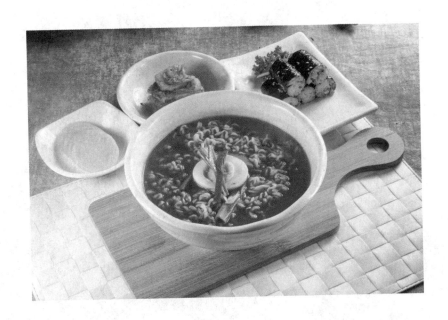

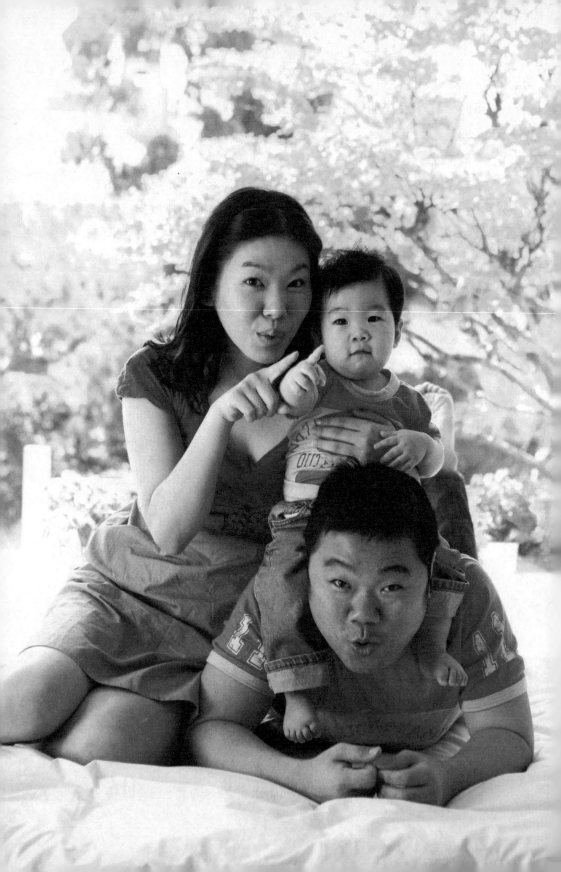

上辈子没吃过方便面么？自称综艺节目，怎么就只播吃方便面的场面呢？一点都不综艺！

但是，上辈子没吃过方便面的人，最后还是变成我了。看到守根哥吃方便面的样子，我就完全失去理智，在过了凌晨3点的时候，我行动了。两包方便面，打个鸡蛋，剩下的汤拿来泡了一大碗的饭，吃了个一干二净。粗略地算了一下有1600卡路里。这可是90分钟整场踢足球后，一刻不休地再打4场篮球也消耗不完的卡路里呀。曼联的朴智星也跑不了这么多。我在深夜，干了一个疯狂的事。

虽说减肥要下狠心，但实在忍不住犯一次规，也不会马上长回几斤。那天想着肯定长了几斤，但是站上秤上之后很高兴地发现没有太大的变化。不，反而轻了一些。肉是慢慢减下去的一样，长的时候也是慢慢长回来。所以，就算偶尔有一次违反了减肥食谱，也不要气馁的老想着"减肥泡汤了"，"我真是个疯子"之类的事情。知道自己错了就行，明天开始自觉一点就没问题了。

要往积极的方面想。意志力强的人肯定减得比较快，但重要的是不管怎样，我们体内的脂肪是一点一点在减少，我们正一点一点变得健康。

减肥是一场持续战

　　不通过长期减肥，只靠节食或许也能带来减轻体重的效果。但只是糖原、蛋白质和体内的水分减少而已。过一段时间，身心会极度疲惫。恢复以前的饮食的话，体重自然会反弹很多。

　　所以采取节食减肥的方法时，要注意摄取量不能低于自己的基础代谢量。要在身体不会有负担的情况下慢慢地减少食量，初期的目标不是体重的变化，而是让胃变小，更快的感到饱腹感。

不要经常称体重

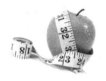

在决心减肥后，我为了准确地把握体重，就在网上仔细挑选了一个电子秤。是在肉店和超市经常用的那种，其实，因为看到赠送卷尺的广告才冲动地买下，也有想经常秤一秤的想法，所以恭恭敬敬地放在客厅，一有空就上去称一称。

从此，我每天便是从称体重开始的。上完大号也要称一称，吃完早饭也要称一称。下班后回到家第一件事就是找电子称。偶尔半夜起来喝水，也会不自主地站上秤。有时候外出没法称体重的时候，还会专门花4000韩元去澡堂随便冲一下，为了称一下体重。看体重下降，是减肥过程中最快乐的事情。

"在每天的饭量很少的情况下，还拼命地运动，怎么也会减一点，哪怕吃一点东西，都觉得会增肥。"自从有了这种强迫观念，我喝一杯水都要犹豫一下。因为一杯水就是200g。不知是不是每天吃鸡脯肉、鸡蛋等高蛋白食品的关系，早上需要排出的就是排不出来。虽说补充好水分，再多吸收蔬菜里的纤维素就能有效防止便秘，但那也只是减肥教科书里的理论，在现实中恐怕还没锻炼出腹肌，肛门的括约肌就先发达了。

我也不能从秤上显示的数字里，把没有排出去的大便的重量减去得出个净值来。所以一冲动就买了个通便的药。买药并不是为了治便秘。只是为了满足我对肉体的质量乘以重力加速度而得出的纯"体重"的物理性的好奇心罢了。困在我肚子里出不来的大便的重量到底有多少克呢？

三十五岁的大男人为了肚子里的大便的重量而烦恼？然而强迫症越来越厉害，如果体重没有达到期望值，我会自动把食量减少。要么不吃当做零食的香蕉，要么本来要吃一整个的地瓜就吃半个，或者减少鸡蛋的个数。如果做到这份上体重还没有减轻的话，我连鸡脯肉都不吃了。

如此一来我的减肥食谱就开始出现混乱，运动也变得艰难，甚至出现整个减肥都岌岌可危的场面。为了健康而开始的减肥，到现在却演变成了因为几克体重的变化而被左右的可笑的情况。

从86kg减到70kg的时候，100g决定着我的一悲一喜。我发现我渐渐成为电子秤的奴隶，随即果断地撤了电子秤。无论在家还是在健身房、公共浴池，我都忍住离秤远远的。虽然心里非常想知道到底减了多少，但我还是把精神集中在维持减肥食谱和运动计划上。减肥3个月后，我发现身体出现好转，等我重新站上体重计，却惊奇的发现居然掉了23kg。

体重在早上和晚上有着很大的区别。很难分辨到底哪个是

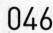

046

自己真正的体重。早上上过厕所后亮出来的就是自己真正的体重。不能说因为三天都没排便实际体重会更轻一些。其实只要没有排出体外那就是身体的一部分，即使那是宿便。

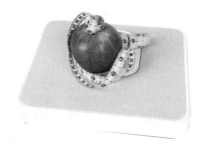

不要轻信明星减肥方法

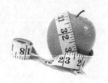

　　最近肥胖的朋友们，都站出来宣布减肥。几个月之后，他们就以惊人的变化站在众人面前。他们的"变身"，对我来说，已经超越了美慕，带给我最大的危机感。电视里隔一天就会播出某明星的减肥成功记，说某某减了多少，身材变得多么火辣。"到底这些家伙是怎么减的？"真是好奇。

　　想找个既简单又快捷的减肥方法，便去网上搜了搜。有一个月就减了几十公斤的广告，看到减肥前减肥后对比照片，心动地立马点了进去。帖子的内容是一个阿姨的减肥经验——靠吃减肥药，44英寸的腰围，两个月就减成25英寸的。声称只要使用该产品，可以起到立竿见影的效果，绝对没有运动，绝不会反弹。

又打开了一个网页，这是介绍抽脂手术的。想了解相关费用，便拨打了网页上的电话，但对方总是要求当面咨询，对费用问题避而不谈。当对方听出我有点半信半疑，便开始进行"明星攻势"，说某某偶像明星，就是在他们的医院接受了手术。可是我并不知道那个明星的电话，根本没办法确认。我问他，只是把脂肪抽出来，会不会反弹？他说针对这一问题，他们的院长发明了特制的药物，但需要另行购买。除了叹气，我也没什么可说了。

为了拥有明星一样的身材，在网上搜了半天减肥新闻，但却没一个人能说出具体的减肥方法。难道他们真的拥有自己的秘方？除了吃各种各样的食物，再加上努力运动之外，也没有什么特别的方法。我还是学生，没有那么多钱，买不起高价的药物，也付不起高昂的手术费，能不能跟明星学一学？香蕉有助于减肥是吧？

这是一个对明星减肥感兴趣的人发布的帖子。

我知道很多人对明星的减肥方法很感兴趣，但是千万不要学他们。有人会想"明星就有什么特殊的方法吗？可我们一样都是人啊"，其实它们还真有特别的方法。因为他们从减肥的理念开始，就和一般人有很大的不同。

对于明星这个职业来说，展示在大众面前的形象，就是他们的老本，所以他们对管理外表的投资，是一般人无法比较的。一个月基本要花几百万在美容院，而且经纪公司也会对旗下艺人的皮肤和身材管理进行大量的投资。明星减肥法？绝对不能完全相信娱乐新闻。

明星对于经济公司来说是重要的资产，他们会把自己的资产交给明星自己来打理吗？当然不会，他们会进行一般人想象不到的管理。可以说24小时安排专业管理师，从吃到运动，都进行致密的管理。

"某某明星成功的某某减肥法"等新闻，很多都与实际不同，不要轻易相信。如果公司认为某个新人很有希望，那他们投资个几万根本不是问题。如果要组成偶像团体的话，投资金额就会上数十万。全身整形和下颌骨整形，如今也不陌生，一般人都会做。给男明星做六块腹肌，或者给女明星做个"川"字腹肌的手术，对于明星来说已经是习以为常的事情。

当然，也不是所有经纪公司都这样。也有很多凭靠自己的力量，认真运动管理食谱而减肥成功的明星。但就算这样，艺人的减肥方法，也是一般人很难效仿的。就拿我来说，减肥后接受了很多人的帮助。虽然日程很紧，但不管是早上，还是晚上，只要有时间就去健身房，集中性地运动几个小时。

　　谁都能拥有明星的身材，但是没有必要盲目地追随他们的方法。想要明星的身材，首先要放下通过两三个月的时间，就能减少几十公斤，练成肌肉型或健美大腿、水蛇腰的S型身材的念头。在减肥之前，请先思考一下你的健康。

不要再像傻瓜似的减肥!

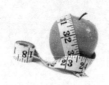

单一食物减肥法

对于试遍了各种方法，还是不掉肉的人，单一食物减肥法或许就是最后的希望。相较于男性，女性更不容易减肥，所以对女性效果明显的单一食物减肥法则是最理想的方法。大家都知道这个方法有负作用，却仍然有很多人承受着一定程度的负作用，进行着方法简单的单一食物减肥法。我周围也有很多人，其中有一个靠香蕉和牛奶，在短短两个月的时间，减掉20kg的年轻后辈。

单一食物减肥法，会因为缺乏营养而破坏身体健康等说法，已经听得耳朵都要长茧了，但其实只要时间短，就算是单一食物减肥法，也不会因为营养不足而出问题。因为人体内就有储存的养分，只要补充好水分，顶个一周都不会有问题。

可问题在于，就算减肥成功了，也没什么用。如果长时间进行单一食物减肥，我们的身体就会随着摄取的低卡路里而变化。也就是说，无论是人还是动物，只要身体感觉饥饿危机的时候，就会为了减少能量消耗，立即启动降低基础代谢的程序，大量减少肌肉，开始将脂肪储存起来。

所以，明明看起来瘦了，实际上体脂肪量是大大增加了。如果这种状态走向极端，很可能就是脸和四肢变得消瘦，肚子却因为体脂肪而变得鼓鼓的。单一食物减肥法的效果是公认的。但这个方法，只能是为了婚礼或者是重要的面试等特别活动而准备，进行10天左右的短期减肥。当然，最好不要长期进行。

减肥产品只是辅助品

和我关系很好的一个晚辈女笑星，参加了一档减肥节目，不到7天就减下了7kg，她欢天喜地地跑来跟我炫耀。脸和腰部确实明显的瘦了下来。听她说，每天早晚把公司快递来的粉末泡了喝下去，再跟着公司网站公布的视频，做20分钟左右的运动，就达到了这样的效果。虽然费用高达200万韩元，但是效果确实太惊人了，她竖起拇指，向我强烈推荐。

看看周围减肥产品的广告，感觉都是大同小异，都是减掉体脂肪，饱含纤维素，帮助排便，小肚腩也消失不见等标语。我在经营网店的时候，也会进一些减肥辅助产品，但对于某些公司的夸张广告，我真的彻底无语了。如果真像他们说的那样有效，全世界15亿的肥胖群体，应该都会争相购买，公司老板，用不了多长时间就可超过比尔盖茨，成为世界首富。最重要的是，对付人类公敌的肥胖症，他只要用一些粉末就能轻易解决，因为这个功劳，给他颁发诺贝尔医学奖，也不为过。

你要知道市面上所有的减肥产品，都只是辅助品，仅此而已。它应该是在进行适量运动和调节饮食的基础上，用于辅助的程度。理解那种走投无路的心情，但这种救命稻草，即使抓住了也浮不起来。过着和平时一样的生活，吃着和平时一样的东西，还想靠减肥药减肥，那纯属是浪费金钱，还不如用那些钱买一些蛋白质丰富的牛肉。

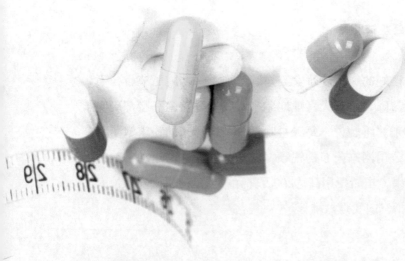

复合维生素，可以信任吗？

减肥的人为了补充营养，一般都会吃维生素片。我在严格控制饮食的同时，为了补充可能缺乏的营养，坚持吃维生素片和欧米伽3等保健品。减肥的过程中，很可能会导致维生素和无机质的不足，吃复合维生素是很正常的事情。

但应该注意的是，仅靠复合维生素，不可能100%地补充缺乏的营养素。药店和超市里能买到的大部分保健品，是从提炼石油的过程中产出的副产品，通过合成而来的维生素，因此和用天然原料制成的维生素比起来，吸收率要低得多。

那是不是昂贵的天然维生素片，就一定比便宜的合成维生素片更有效呢，大部分医生认为不一定这样。也就是说，吃肯定比不吃要好，但也不要完全依赖维生素片。最好的维生素和无机质，还是在天然食品里。所以要多吃蔬菜，特别推荐富含维生素和无机质较多的茼蒿。

脱离卡路陷阱

减肥的人，对大部分食物的卡路里和消耗卡路里了如指掌。我也在减肥初期，迫于卡路里的压力，把食物卡路里表格背得滚瓜烂熟。其实也就是香蕉、红薯、鸡脯肉、鱿鱼、鸡蛋、各种蔬菜等简单的表格。有一次无意中发现多吃了一个鸡蛋，想着要多消耗57kcal（煮鸡蛋蛋清的卡路里），就在跑步机上超时间跑步。如果把背卡路里表格的努力，用在当年的学习上，我现在可能就不是笑星。我一般会把一天要摄取的热量，以"基础代谢量+运动消耗量"的标准定下来，如果计算出1800kcal是适当的，我就有可能吃了1600kcal，也有可能吃2000kcal。一个鸡蛋是80kcal，但真正到了超市，鸡蛋的大小也是不一定的。稍微贵点的柴鸡蛋，可以要大一些，便宜点的养鸡场的鸡蛋，就要小一些。那卡路里要怎么表示呢？"便宜鸡蛋：65kcal；豪华鸡蛋：90kcal"可以这样标识。

　　运动的消耗量也是一个道理。每个人的体重都不同，肌肉量和体脂肪量都不一样，因此准确计算是不可能的。只能估算大概能消耗多少热量。比卡路里更重要的是食物和各种食品的质。之后我还会详细说明，一旦我们掉进卡路里的陷阱，减肥就会误入歧途。

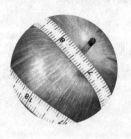

养成脱离卡路里陷阱的习惯

❶ 比起碳水化合物，要更多地吸收蛋白质

蛋白质相较于碳水化合物，转化为体脂肪的比率要低，还会用于维持身体肌肉量，有利于维持身体的弹性和基础代谢量。

❷ 选择比热量更能获得饱腹感的食物

减肥的时候，要想从最让我们痛苦的空腹感中解脱出来的话，就要选择比热量低、饱腹感强的食物——红薯、豆腐、鸡脯肉、糙米饭、土豆、番茄、鸡蛋、香蕉等，对减肥会有很大帮助。

❸ 绝对不要不吃饭

经常不吃饭，身体会自动调成不消耗能量反而储存脂肪的模式。时间一长，会变成不易减肥的体质，所以不吃饭还不如少食。

减掉一英寸肚腩，至少年轻五岁

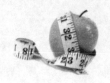

为什么要关注内脏脂肪

我们爱吃的鸡肉，分为放养的柴鸡和养鸡场里面的肉鸡。同样是3kg重的鸡，随着成长环境的不同，它们的体成分也不一样。放养的鸡有很多肉（肌肉），反过来饲养的肉鸡，皮下脂肪和内脏脂肪偏多，所以去掉这些脂肪之后，可以使用的部分就没有多少了。想想也是，在山里的鸡，和关在监狱里每天只吃饲料的鸡，怎么可能一样呢。

鸡笼子里的鸡，在狭窄的空间里承受着精神压力，为了提高商品性，还要吃高热量的饲料和抗生素，想到这一点不免觉得和大肚腩的现代人有相似之处。大肚腩（腹部赘肉）的主要原因，就在于缺乏运动和精神压力较大，还有暴饮暴食、吸烟等。那么这个大肚腩，到底有多危险呢？

腹部赘肉，具体来说就是腹部脂肪，它分为紧贴皮肤的皮下脂肪和夹在内脏之间的内脏脂肪。然而内脏脂肪，就是已经在计时的定时炸弹。内脏脂肪增多，是死神将近的信号。

把我们推向死亡的油块——内脏脂肪

　　据一个调查结果显示，内脏脂肪多的人患糖尿病和高血压的概率比正常人高达5～10倍。而患高脂血症只是基本，相应的胆固醇指数会急速上升，甚至得脑中风或猝死（心肌梗塞）的可能性也会变高，内脏肥胖就像一个定时炸弹。

　　在以前生活困难的时代，看到别人的大肚腩，就会称赞其厚

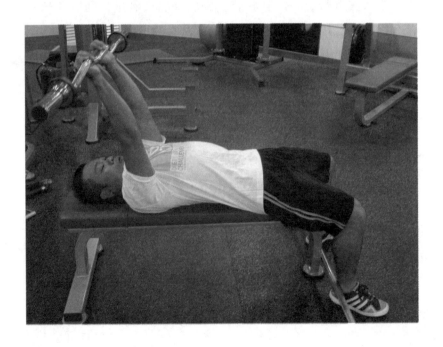

德，甚至把那油块称为人格，但满是内脏脂肪的大肚腩，从健康的角度来看，这就是不折不扣的失格。医生们唠叨控制体重、减掉肚腩的原因，也是因为减掉容易引发疾病的腹部赘肉，特别是内脏脂肪，这是维持身体健康的最基本条件。而且，大肚腩还会给生活带来很多不便。鼓起来的肚子，穿什么衣服都不会好看；因为肚子特别大，所以在剪脚趾甲或者系鞋带的时候，也会感觉很吃力。在正值精力旺盛的年纪，也会因为大肚腩，而力不从心，出现性功能障碍。

您的肚腩是怎样的呢？

那么皮下脂肪和内脏脂肪，到底要怎么测量，到底要减到什么程度呢？其实没有什么简便的方法来测量内脏脂肪。有些测量机，还会把内脏脂肪量计算出来，但是那个误差太大，可信度低。如果想知道准确的内脏脂肪量，只有去医院拍个CT。

但如果是为了管理腹部赘肉，也可以用一个卷尺，大致测量一下。首先量一下腰围。不知哪里是肚子，哪里是腰的朋友们可以把肚脐2厘米以下的位置看做是腰。把测出来的腰围除以臀围得出的数字，可以判断是否腹部肥胖。

> ·男性：腰围（W）÷臀围（H）＞0.9即为肥胖
> ·女性：腰围（W）÷臀围（H）＞0.83即为肥胖

也有一个肥胖协会提供的简单方法，就是只量腰围。男性超过90cm，女性超过85cm时，就很有可能是腹部肥胖。

一个腰带孔的距离，左右你年龄

据说减掉一英寸腰围，身体就会年轻5岁。小孩子和年轻人可能不觉得，但是人一旦过了三十，就会感觉到一年不如一年，而过了四十，就会觉得一天不如一天。所以能年轻五岁，已经是非常惊人的效果了。

减腹部运动和控制饮食最重要的是你的意志。在你为减肥没有时间而犹豫时，肚子里定时炸弹的计时器，仍在滴答滴答地走着。

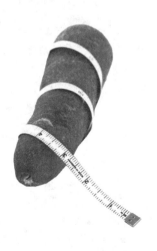

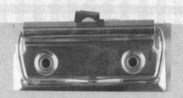

为什么明明在减肥，
体重就是不减少呢

　　美国减肥专家克里斯丁·柯克帕特里克指出，仅是减肥还不够，平时也要到处走动，消耗能量。"光靠晃动身体走来走去，一天就能多消耗500kcal，一个星期就能减掉450g。"

　　她还叮嘱，首先要避免让自己饥饿。一旦人体感到饥饿，身体的代谢速度就变慢。其次是保证充足的睡眠。缺乏睡眠会对影响食欲、饥饿、饱腹感的荷尔蒙，产生不利的作用。如果不保证这两点，那么辛辛苦苦减肥也是没有任何效果的。

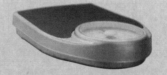

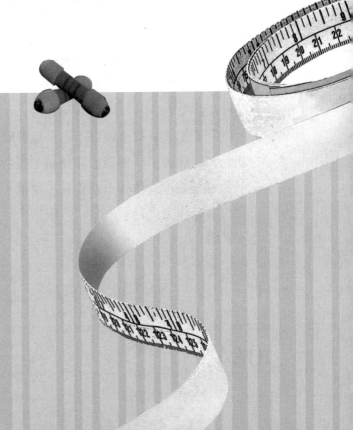

CHAPTER

3

想减肚腩
先换菜单

减掉23kg的魔法食谱

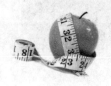

　　我对减肥是个门外汉，但在周围人的耳濡目染之下，又经历多次失败，终于制定出一个食谱，并且靠着这个食谱，我成功减掉了23kg体重。我不能说这个食谱就是最好的减肥食谱。因为从营养学的角度来看，它可能是漏洞百出。但如果是短期减肥，应该是可以尝试。

　　说白了就是一口米饭也不吃，靠着红薯和香蕉补充碳水化合物，多吃鸡蛋清、鸡脯肉和鱿鱼等蛋白质的食谱，简单估算一下，也能知道整体的卡路里并不很低。根据身高和体重计算出我的基础代谢量是1786kcal，跟这个比起来，我的食谱也不是不靠谱。

在前不久的"搞笑演唱会"里的"健身女孩"环节中，女笑星以每周减2kg为目标，并互相竞争。2kg说着容易，细算下这可是每次减掉自己体重的3%，已经是很大强度的减肥。在这整整一周的时间里，她们所承受的压力应该是非常大的。可能有人想知道，每周要减2kg，到底得吃多少，运动多少。答案就是，一直饿着，除非快死了；运动，除非晕倒了。跟健身女孩比起来，我的减肥过程已经非常幸福了。

从食谱能看出来，谷物类一概没有，主食只有香蕉和红薯。同时为了防止体重减少时，肌肉也跟着减少，就不停地吃鸡脯肉和水煮鱿鱼，还有煮鸡蛋（蛋清）。开始的时候，剩下的蛋黄用"没有比这个更好的营养了"之类的话，哄着孩子和老婆，让他们帮我吃的，但到了最后一看到蛋黄，他们就无言地把头转过去了。

适用这个食谱的初期，全身乏力手脚时不时地发抖。好在有正餐三小时后的零食，能够稍稍克服一下空腹感。不可置信的是，过了一个星期之后，我的身体就适应了。摇摇欲坠的身体变得有活力，而且想吃米饭的欲望也没有了。

偶尔吃腻了就用南瓜*和玉米代替香蕉和红薯，鸡脯肉吃腻了就用生菜包猪蹄肉，或者烤燕

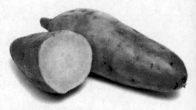

鱼和金枪鱼。我还定了一个一周吃一顿正
常饭的规矩，这个时候就能和梦寐以求的
方便面相逢，还能幸福地往披萨上撒一撒
芝士粉。

　　现在是每顿都吃正常的饭菜。现在想
来那段时间是怎么熬过来的，自己都觉得了不起。

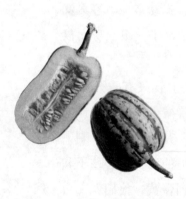

★一份南瓜的摄取量：直径12cm左右的南瓜的1/10。

066

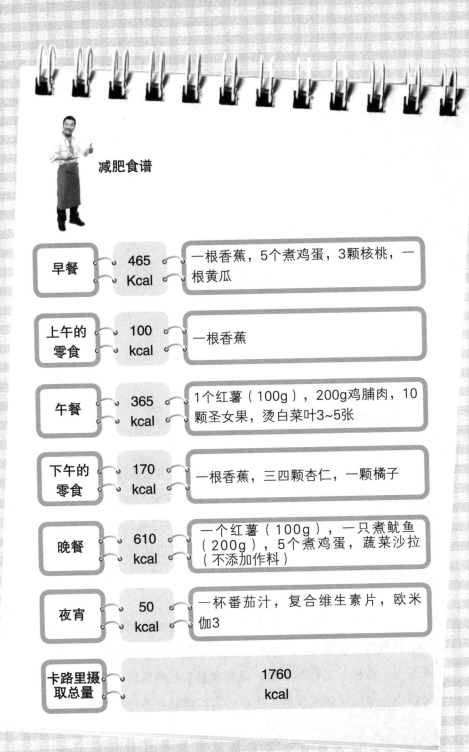

减肥食谱

| 早餐 | 465 Kcal | 一根香蕉，5个煮鸡蛋，3颗核桃，一根黄瓜 |

| 上午的零食 | 100 kcal | 一根香蕉 |

| 午餐 | 365 kcal | 1个红薯（100g），200g鸡脯肉，10颗圣女果，烫白菜叶3~5张 |

| 下午的零食 | 170 kcal | 一根香蕉，三四颗杏仁，一颗橘子 |

| 晚餐 | 610 kcal | 一个红薯（100g），一只煮鱿鱼（200g），5个煮鸡蛋，蔬菜沙拉（不添加作料） |

| 夜宵 | 50 kcal | 一杯番茄汁，复合维生素片，欧米伽3 |

| 卡路里摄取总量 | 1760 kcal |

无盐减肥法，让你笑着减掉3kg

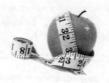

可以不吃盐吗？

听了周围人减肥不能吃盐的忠告后，我在减肥期间严格遵守了无盐食谱。虽说是无盐饮食，但真的完全不吃盐，人恐怕是活不下去的。特别是生活在炎热地区的人或经常进行野外活动的人，钠的流失比一般人更多，所以他们要摄取比一般人更多的盐。因此炎热的夏天不停地流汗的建筑工人们，每天都要像"吃药"一样吃精盐丸。

上次看到一个新闻，说身体的各个部分都有可能得癌症，唯独心脏例外。听他这么一说，我还真没怎么听说过心脏癌。理由是素有"盐桶"之称的心脏，是盐含量很高的脏器，癌细胞不容易增殖。所以说盐是维持人生命必需的成分，不可能完全不吃。

那么到底要控制到什么程度，才不影响健康呢？

关于方便面：一个很糟糕的事实

占我们身体70%的水分，要维持0.9%的盐浓度。所以清洗隐形眼镜的食盐水和医院用来注射的药液的盐浓度都是0.9%。一旦吃得过咸，身体为了维持这个浓度会引发口渴催促人喝水，而这又会留作体液。那就拿我最爱的泡面作为例子吧。

泡面的卡路里不算很高，作为一顿饭还是可以的。问题在于含钠量。1930mg就看作是2g，专家建议一天的钠摄取量是2g，因此一旦吃了一包方便面，那天就不能再吃一粒盐。方便面对健康不好的事实，从包装袋就能轻易看出。

方便面的营养成分

总热量	504kcal	脂肪	17g
碳水化合物	78g	饱和脂肪	8g
糖	3g	胆固醇	—
蛋白质	10g	钠	1930mg

一碗方便面汤的含盐量是2g，为了让体液的盐浓度恢复正常，就要喝222g的水。那么我可以这么说吗？"吃了一碗泡面，恭喜您长了222g。"

无盐食谱，惊人的变化

一开始比较难适应，只吃不放盐的清淡食物绝非易事。无盐饮食，说白了就是所有的加工食品都不能吃，只能吃未加工过的天然食物的饮食，这样的饮食只要持续一周，人就会觉得自己变成《亚马逊的眼泪》里的原始草食部族的人。

但是坚持无盐饮食，体重降的会比想象得还多。不是因为体脂肪减少了，而是因为身体里的水分排出去了，这是通过减少盐的摄取量，让我们的身体回到正常的状态。

各种食物每100g的含钠量

鸡蛋	167mg	红薯	15mg	方便面	1,608mg
牛奶	55mg	卷心菜	5mg	罐头	1,411mg
鸡肉	58mg	番茄	5mg	切片奶酪	950mg
里脊肉	442mg	鲭鱼	75mg	泡菜	685mg
香蕉	2mg	鱿鱼	181mg	炸酱面	630mg

★资料出处：韩国农村促进厅食品成分表（2006）

一旦习惯了无盐饮食，不知是不是口味变了，吃煮鸡蛋和鸡脯肉的时候，一点也不会觉得淡。吃煮鸡蛋的时候，没有蘸盐还觉得恰好，一次吃10个都不会感到那么痛苦。

综合一下无盐饮食人的经验，都说自己没怎么运动，只是坚持了一个月左右，体重就减少了原体重的5%以上。实际上也有一个专门的无盐减肥法。不显示食物的种类，只要不吃加工过的食品就可以了。减肥效果很明显，但减下去的不是体脂肪而是水分，如果不配合运动，不控制碳水化合物的吸收，一旦停止无盐减肥，体重就会瞬间恢复，这也算是它的缺陷。

口味变了，肚子就变小了

在进行无盐饮食的过程中，偶尔会吃普通餐，我把泡菜送进嘴里的瞬间，确实被吓了一跳，太咸了。大酱汤和拌菜等食物也都是如此。尤其是冬泡菜，更是感觉非常咸。很久没吃了，心一动就拿起碗，灌了一口汤，瞬间以为自己的舌头麻痹了。以前那么喜欢吃的食物，居然是这么咸的东西，实在难以相信。

减肥期间，与其说有意地吃得清淡，不如说是受不了正常餐的咸味，泡菜必须要用水涮一下，才能吃下去。周围的人说我高调，其实是无奈之举。

吃拌饭的时候更严重了，在别人看来非常美味的东西，我却

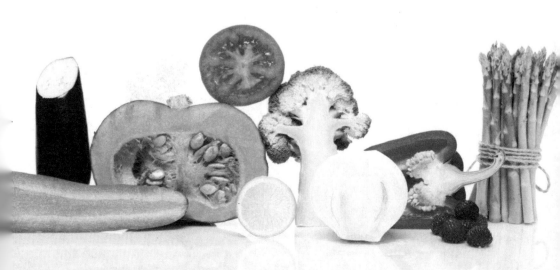

无法享用。拌饭这种食品，本来就应该放足辣椒酱和香油，拌得每个饭粒都有光泽，然后大勺大勺地吃，才够味儿。可是我就像第一次看到拌饭的蓝眼外国人一样，用筷子蘸蘸辣椒酱，马马虎虎拌一拌，就小口小口地吃下去，甚至有个人说："看玉童子吃饭真没胃口"，羞得我脸火辣辣的。

　　减肥的环境和个人的特殊情况，可能很难坚持无盐饮食。说起来容易，但要坚持下去没有极大的意志是不行的。换句话说，无盐饮食很容易失败，但就算是这样，我们也要吃得淡一些。

　　如果是自己做菜，就在放盐的时候减一半。在超市购物的时候，也要仔细确认包装袋上的营养成分表，挑含钠量最少的产品，在生活中要养成少用盐的习惯。您的口味变了，肥肉才能减下去。

　　前面提到拌饭，我就在这说个笑话。全州拌饭的反义词是？答案就是这周拌饭（韩语里全州和上一周的发音相同，译者注）。很抱歉在这里说冷笑话，但是吃清淡的食物，一定会有微笑的一天，相信我吧。

无盐减肥法

如果你进行无盐饮食，你的身体就会以体脂肪为能量源，以达到降低体重的目的，体内不必要的杂质，也会一起排出体外，能加大减肥的效果。无盐减肥法是通过吃食谱中的食物，让食物中的成分在体内产生化学反应，随之产生减掉肥肉的效果，所以最好是全面摄取食谱里面的食物。反过来食谱里没有的食物就一概不要吃。所有的食物绝对不要放调料，而且要通过烤的方法将卡路里降到最低。快餐或罐头等，由于含很多防腐剂和调味料，卡路里也高，在无盐减肥期间绝对不要吃。

试着亲近营养成分表

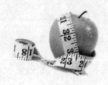

要减肚腩，就要和每个食品上的营养成分表亲近起来。逛超市的时候经常是看一眼卡路里值，就扔进购物车里。因为同样材料的相近食品，也会有成分的差异，所以最好是养成仔细确认的习惯。

可以参考75页的表，是某品牌的金枪鱼罐头上的营养成分表。看营养成分选择食品的窍门非常简单。蛋白值越高越好，其他的值则越低越好。还有比较容易误会的是，营养成分表上的数值，不是指整个食品的含量，而是每份提供量，即吃一次的分量数值。

营养成分表	一份的提供量100g 总一份的提供量100g	
每份提供量的含量	**%营养参考值**	
热量	110kcal	
碳水化合物	6g	2%
糖	4g	
蛋白质	12g	20%
脂肪	4g	8%
饱和脂肪	1.5g	10%
反式脂肪	0g	
胆固醇	30mg	10%
钠	400mg	20%

金枪鱼罐头的营养成分表

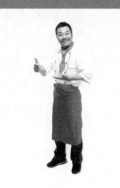

　　右边的用%表示的数值，是该产品中各种成分占一天建议摄取量的比率。即表中钠（盐）的量是20%，意味着一份的量占一天建议摄取量的20%，即五分之一。所以吃5个这样的金枪鱼罐头，就是一天的建议摄取量。

　　近年来主要的快餐店、面包店、冰激凌店都要义务性地标出营养成分，也有很多普通西餐厅自觉地标出营养成分，所以减肥期间，不得已要出去吃的时候，也要慎重选择。

比卡路里更重要的GI

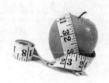

GI是什么?

　　我们的身体，为了把摄取的食物转化为能量，就要先把它们转化为糖，而转化为糖的时间不同，对身体的影响也不同。较快地转化为糖的食物，会瞬间提高血糖，那个时侯我们的身体就会启动一个系统，是为了降低血液中的糖浓度，从胰腺分泌出叫胰岛素的荷尔蒙，把额外的糖分存储在脂肪里面，以备不时之需。

GI（升糖指数）就是把不同的食品转化为糖的时间，用相对应的数值表示出来。GI指数高的食品，不仅会提高血糖，而且转化为脂肪的可能性也高，减肥的朋友尽量食用GI指数低的食物，会比较有帮助。前面公开的食谱，仔细一看也全是GI指数低的食品，可以说是"GI减肥食谱"的一种。

如果用GI比较低的红薯来代替米饭，卡路里能够少很多，但饱腹感却能持续较长时间。红薯是GI指数较低的食物，它会慢慢提升血糖，再缓缓下降，糖转化为能量的时间也变长，减轻饥饿感。

减肥的时候，要避开的GI指数高的食品

体检的结果表明，我有耐糖能障碍★，所以不能再对糖尿病掉以轻心。我买了十几本关于血糖机制的书，疯狂地学习，对其有了一些了解。如果经常吃GI高的食物，分泌胰岛素的胰腺，就会像大促销的卖场一样忙碌不堪。胰腺这个器官就跟肾脏一样，一旦受损，恢复起来就很难。

★是糖尿病的前一阶段，这一阶段若改善饮食、控制体重，就能恢复正常，否则就会发展成糖尿病。简单地说，就是一个中间状态。

食物的GI指数

区分	食物
高GI	白砂糖（109）、面包（91）、白米饭（92）、泡面（72）、饼（82）、玉米（75）、土豆（90）
一般GI	菠萝（66）、披萨（60）
低GI	玄米（56）、香蕉（52）、豆腐（42）、红薯（42）、鸡肉（45）、鱿鱼（40）、牛奶（25）

　　如果体重增加或体脂肪过多，胰岛素就会失去功能，甚至胰腺分泌都会成为问题。血液中糖量一旦增多，胰岛素就要立即把糖量降低，可是胰岛素本身就少了，血糖自然也就降不下来了。高血糖会破坏血管，严重的时候会导致失明，也可能让脚趾溃烂，甚至还可能会发展到不得不截肢的恐怖境地。所以为了预防可怕的糖尿病，我们最好尽量避免食用GI高的食物。减肥失败了可以再来，一旦得了糖尿病就很难痊愈了。

贴在冰箱会很有用的GI表

海青菜	15	麦芽糖	105	面包	91	草莓酱	82
嫩海带	16	冰棍	100	法式长棍面包	93	菠萝	65
煎豆腐	46	白砂糖	109	精米	84	黄桃罐头	63
红豆	45	巧克力	90	饼	85	杏	29
豌豆	45	年糕	88	乌冬面	85	草莓	29
油豆腐	43	甜甜圈	86	面包卷	83	香蕉	55
豆腐	42	焦糖	86	大麦	50	葡萄	50
海苔	17	薯条	85	玄米粥	47	芒果	49
豆腐渣	35	咖啡奶精	24	玉米片50	75	甜瓜	41
臭酱汤	33	果冻	46	方便面	73	桃子	41
大酱汤	33	绿茶	10	荞麦面	54	柿子	37
大豆	33	饼干	77	中华面	50	梨	32
海带	19	蜂蜜	88	全麦面包	50	苹果	36
花生	30	红茶	10	玄米+精米	65	葡萄柚	31
杏仁	29	天然果汁	42	黑麦面包	55	猕猴桃	35
豆浆	25	蛋糕	69	意大利面	65	橙子	31
洋粉	12	炸薯片	60	白粥	57	李子	34
石花菜	11	可可	47	小麦	55	橘子	33
牛奶/乳制品/蛋		**肉类/鱼类**		**蔬菜/根菜类**		**蔬菜/根菜类**	
炼乳（加糖）	82	牛肉	49	土豆	90	竹笋	26
冰激凌	65	鳕鱼	40	胡萝卜	80	青椒	26
奶油	39	鲭鱼	40	山芋	75	滑子菇	26
奶油芝士	33	火腿	46	玉米	75	菠菜	15
酸奶饮料	33	猪肉	46	山药	65	韭菜	26
人造黄油	31	香肠	46	南瓜	65	豆芽	22
原味酸奶	25	鸡肉	45	香芋	64	蔬菜沙拉	22
黄油	30	鸭肉	45	栗子	60	茼蒿	25
鸡蛋	30	羊肉	45	银杏	58	茄子	25
加工奶酪	31	牡蛎	45	红薯	55	养蘑菇	24
低脂牛奶	26	秋刀鱼	40	大蒜	49	竹树	22
牛奶	25	蛤仔	44	牛蒡	45	蒟蒻	24
调味料		海蜇	40	卷心菜	26	大辣椒	26
沙拉酱	15	鲍鱼	44	莲藕	38	苦瓜	24
酱油	11	烤鳗鱼	43	洋葱	30	芹菜	24
胡椒	73	大蛤	40	番茄	30	莴笋	24
芥子	10	鲑鱼子	40	松茸	29	黄瓜	23
醋（谷物醋）	3	黑壳蛤	40	金针菇	29	小白菜	23
咖喱	49	金枪鱼	40	曲菌	28	结球莴苣	23
芥末	44	竹荚鱼	40	葱	28	襄荷	23
肉类/鱼类		海鳗	40	蘑菇	28	小松菜	23
金枪鱼罐头	50	鱿鱼	40	姜	27	红菜豆	26
蒸鱼饼	51	章鱼	40				
烤鱼饼	55	明太鱼卵	40				

和GI同样重要的GL

大家对"GI"就已经很陌生了，但GL（Glycemic Load，升糖负荷）又是什么意思？其实GI只是一种对"质"的概念，缺乏"量"的概念。能把我们实际吃下去的食物里面的糖，进行一个定量性计算的，就是GL。是不是觉得有些混乱，下面就通俗地说明一下。

GI再高的食品，只要食用的量少，就不会有问题。反过来，GI再低的食品，如果吃得很多，最终跟吃了GI高的食品没什么区别。GL超过20的食品，最好尽量避免食用。从GL的角度来看，糙米饭也不是太好的减肥食品。所以有些医生会警告肥胖症患者，千万不能因为是糙米饭，就安心地吃很多。

米饭不是补药而是毒药

上世纪70年代，韩国的大米无法自给自足。为了减少大米的消费量，政府实施了混粉食奖励制度。那个年代去电影院看电影之前，必须要站起来对国旗敬礼，即使不想看大韩新闻，也要当作义务来看，而最常见的新闻，就是关于新农村运动和混粉食运动的。混食指的是大麦和其他谷物混着吃，而粉食则是指西洋人体格高大，身体健壮的原因，就在于他们吃的是面包，所以鼓励国民多吃面粉。

080

《题》请阅读材料后，回答下面的问题。

一个风和日丽的春天，玉童子和他的老婆大人奎琳，在一个大麦饭店吃饭。特别不喜欢吃大麦饭的奎琳，点了一碗大麦饭，说了一句："你自己好好吃吧！"就径直走向柜台旁边的冰淇淋那里。她领着三个孩子，盛了一份一半香草味、一半巧克力味的冰激凌。

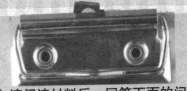

对一个人孤独地吃着大麦饭的老公，奎琳连一句"要不要来一口"都没说，独自吃完了冰激凌。冰激凌的味道就像初吻一样香甜。无论奎琳干什么，玉童子都会觉得她可爱，此刻他两眼也变成桃心，含情脉脉地望着她。等奎琳把冰激凌吃完了，玉童子才傻瓜似的嘿嘿一笑，把剩下的一大碗大麦饭都吃完了。

分析上面的情况，谁的行为更不利于减肥呢？

①玉童子　　②奎琳　　③两个人都太肉麻了

《解析》正确答案是①玉童子。冰激凌的GI是65，大麦饭却是50，冰激凌的GI要高一些。但是从实际糖分摄取量GL指数来看，冰激凌是8，而大麦饭是11，所以大麦饭的糖摄取量更多。

主要食物的GI/GL对比表

食物	GI	GL	食物	GI	GL
白米饭	92	44	糙米饭	66	21
面包	91	32	臭酱汤	33	0.3
炸薯条	85	33	红薯	44	11
泡面	73	54	猪肉	46	0
可乐	68	18	鸡蛋	30	0
意大利面	65	58	牛奶	25	3
炸酱面	50	46	海带	16	0.8

　　现在对于需要领取基本生活保障补助的人，政府会发放钱或者大米，以维持他们的生计，但当年都是拿一袋面粉作为补助物资。可以用面粉做刀削面，也可以做疙瘩汤。应该没有人会说："哇！真好啊，疙瘩汤那么好吃。"这样的话吧。

　　可能我们现在已经无法想象当年的事情，那时学校的午饭时间，老师要检查我们的盒饭。如果哪个学生没有带7:3比例的大麦饭，那么这个学生往往就要挨手板或饿着肚子，在最后面罚站。因为饭前殴打，当时带白米饭的孩子，却要含泪吃饭。所以不想让孩子吃大麦饭的妈妈们，就在白米饭上面铺薄薄一层大麦，让盒饭看起来是大麦饭，但这也逃不过一些老师们的法眼，她们用倒扣饭盒的方法，揭穿了母亲们的小花招。现在听着像是在说谎，但这确实是那个年代，最真实的苦涩风景。

　　在前不久的新闻报道中，大邱某高中把学校套餐里的白米饭换成了糙米饭，结果吃了糙米饭的学生们，两个月平均减了3kg。

而且学生的总胆固醇值，也在明显降低。由于考试压力而患有习惯性便秘的学生，也从20名减少到4名。不只是这样，进行思想检查之后，检查结果显示吃了糙米饭的学生们，精神健康指数较之前有显著地提高，精神压力大幅下降。也就是说，只要不给孩子们吃白米饭，不仅身体变得健康，精神状况也会安定，那么我们一直吃的白米饭，难道是无声的杀手吗？

我在想，现在是不是应该为了国民的健康和没有肥胖的社会，重新大范围地开展混粉食运动呢。粮食缺乏的时代，白米饭本身就是一个顶级的营养品，稍有年纪的长辈们，总说"人是铁，饭是钢"，从科学角度来看，是因为大米的高GI，一吃就会产生有力气的短期效果。

所以，不只是对减肥的我们，对一天三餐都要吃饭的现代人，大米绝不可能是补药。它是让我们的身体慢慢衰弱的食物，也可以说，它就是一种"毒药"。

GI 减肥

利用GI低的食物调节胰岛素的分泌量，只让其分泌正常的量，塑造一个不易发胖的体质。GI指数低的食物和GI指数高的食物比起来，消化速度更慢，吃下的量全部转化为能量被消耗，不会有剩余脂肪堆积。GI减肥是不用过度控制食量，没有反弹，并使运动效果加倍的一种减肥方法。

低GI饮食习惯的优点

❶ GI数值低的食物，能持续较长时间的饱腹感，有助于减肥。

❷ 如果减少食量，我们的身体就会发出危险信号，反而会储存更多的脂肪。GI低的食物会抑制胰岛素的分泌量，也会减少脂肪的存储量，有效减小反弹的可能性。

❸ 吃GI低的食物，可以抑制胰岛素的分泌和血糖上升，所以肥肉会慢慢减下去，直到拥有适当的脂肪量。如果此时再进行运动，就可以起到明显地塑造身材、减轻体重的效果。

糖尿病人的饮食能减肚腩

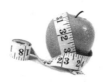

糖尿病患者的饮食，有什么特殊之处呢？

糖尿病比癌症还要可怕。糖尿病患者们必须严格管理自己的食谱，他们的食谱里会不会有一些特殊的东西呢？周围有很多患糖尿病的朋友说，没什么特别需要吃或绝对不能吃的东西，只要吃得均匀一些就可以了。但总会有一些特别之处吧。

如果一定要从糖尿病人的食谱里，挑出特殊之处，那肯定就是尽量避免白米饭、面等迅速提高血糖的食物。以杂粮饭或糙米饭作为主食，代替白米饭。食用的量要比平时少一些，菜要淡一些，尽量避免油腻的食品，仅此而已。治疗糖尿病的前提，就是减轻体重，所以糖尿病食谱是比较清淡的。

除了饭的种类不同，他们和一般人吃的几乎差不多。有个后辈演员被诊断出糖尿病之后，也没怎么做运动，仅凭借医院给他开的食谱，就在3个月内减了10kg，我凭借香蕉和鸡脯肉，以及大量的运动才实现减肥，所以非常羡慕他，也暗自计算了一下减肥成本。

不吃米饭也是一种方法

有一次去书店的时候，一本《不吃主食，糖尿病就会好》映入我的眼帘。刚看到题目的时候，我着实有点惊讶。此书作者是一名内科医生，他被诊断出得了糖尿病后，亲自研究食谱为自己治疗，终于开发出一个对治疗糖尿病具有划时代意义的"糖质限制食谱"。简单地说，就是早上和晚上不吃谷物类和淀粉，也不能食用有可能提高血糖的红薯和香蕉。

这个适用于糖尿病患者的食谱，导致依赖胰岛素注射的患者不再需要注射而变好转的事例，轰动了整个医学界。有人可能会问，不吃碳水化合物会不会出大问题，但事实是，人类开始以谷物为主食，是从比较近期的农耕时代才开始的，400万年人类历史的大部分时间，人都没有吃过谷物和淀粉，仍然健康地生存下来。看来人类不摄入碳水化合物，也不会有什么问题。

糖质限制食谱

区分	以前喜爱的食物
早饭	·不吃米饭、面包、面等食品 ·不放糖的茶、咖啡，或者是不甜的果汁 ·鸡蛋、鱼等蛋白质丰富的食品
午饭	·一碗糙米饭（或杂粮饭），或全麦面包、荞麦面等 ·绝对不吃放糖的食品 ·蔬菜和海藻类，还有蛋白质丰富的食品
晚饭	·和早饭一样禁止主食、淀粉类 ·丰富的蔬菜、鱼、肉类、大豆等蛋白质食品 ·烧酒、洋酒等蒸馏酒只喝一点
特别事项	·由于不是特别限制脂肪的摄取，所以一定程度的炒菜和油炸食品还是允许的 ·不要执着于卡路里，要重视量

　　大家都知道，人体为了正常地运作，需要将碳水化合物转化为葡萄糖。然而，人类并不一定需要米饭、面粉、土豆、红薯等碳水化合物，人体还可以从蛋白质和体脂肪那里获得葡萄糖。所以有个比糖质限制食谱还要严格的食谱，那就是一天三餐都不摄取糖质的超级糖质限制食谱。

　　也就是说，不摄入任何淀粉。超级糖质限制食谱，对肥胖症患者也有显著的减肥效果。更惊人的是，只要不进行暴食，也可以吃炸鸡和牛肠火锅，而且还能成功地减

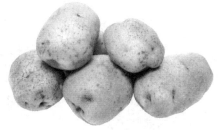

肥。因为人体在没有摄入碳水化合物的时候，身体就通过分解体脂肪来制造出需要的葡萄糖。"听起来不错呀"，肯定有很多人这么想。

开始对减肥感兴趣的时候，各个专家和成功者推荐的食谱，肯定让我们感到很混乱。到底哪个适合自己，哪个是正确的呢？我们往往很难分辨这些信息。

世界上不仅有骗人的敲诈电话，还有网上"减肥诈骗"。看起来有模有样的故事，却很有可能就是产品的广告。

综合众多的减肥食谱，可以从中归纳出一些共同特性，那就是不要节食，按时吃饭；减少碳水化合物的量，多吃蛋白质；口味要清淡等。虽然这听上去，与"只要学好数学、英语、语文，就能上北大"的说法，没有什么区别。

一石二鸟，珍贵的糖尿病食谱

如果说减肥不仅是减轻体重，还要把减下去的身材保持好，那么减掉23kg后，并保持了1年的我，可以到处炫耀说："我减肥成功了。"

如今的我，不会再制定一个不带一粒米饭，以香蕉和鸡脯肉为主的食谱。以前为了减肥一有空就去健身房流汗，还要带着一包鸡脯肉、煮鸡蛋和各种蔬菜，我早就从那个叫做减肥的监狱刑满释放了，现在过着自由吃饭的日子。到了饭点随便找个看着顺眼的餐厅，不用计较卡路里随便点一个顺眼的饭菜，我的饮食生活回归了自由。

当然，现在对部队汤、牛肠火锅等比较油腻的食物还是会控制一些，对零食和碳酸饮料瞧都不瞧一眼。酒也是喝一两杯就算了，周围的人也不会再劝喝。减了23kg以后过了一年多体重也没什么变化。为了提高基础代谢量，每周定期做3次以上的运动，也有可能是体重没有变化的原因之一，但主要原因还是没有脱离糖尿病食谱。糖尿病食谱不一定就是为糖尿病患者准备的。

玉童子现在的食谱

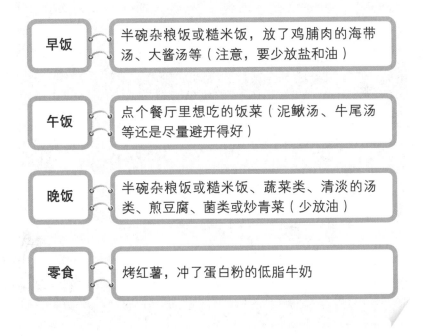

早饭	半碗杂粮饭或糙米饭，放了鸡脯肉的海带汤、大酱汤等（注意，要少放盐和油）
午饭	点个餐厅里想吃的饭菜（泥鳅汤、牛尾汤等还是尽量避开得好）
晚饭	半碗杂粮饭或糙米饭、蔬菜类、清淡的汤类、煎豆腐、菌类或炒青菜（少放油）
零食	烤红薯，冲了蛋白粉的低脂牛奶

糖尿食谱从整体上看不仅是低卡路里，而且都是低GI的食品，是非常好的减肥食谱。由于营养很均衡，快速减肥后也可以完全适用。

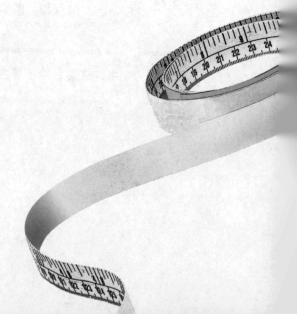

减肥挑战者的食谱

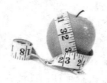

　　我开始减肥后创办了各种减肥事业，有很多类似"玉童子在减肥相关产业大获成功"的新闻。其中有一则新闻说：玉童子在网店上销售的鸡脯肉，一天能卖出1亿元，数钱数到手软。但现实却是，我巴不得那个新闻成为现实。

　　一天一亿，一年就是超过300亿的天文数字，那我就成亿万富翁了。其实网店只在开业的时候，被新闻报道过一次，也就红了那么一两天而已。有一阵子公司职员连吃饭的时间都没有，从早到晚都忙的不亦乐乎，而现在，他们一手拿着苍蝇拍一手拿着鼠标，相当悠闲。

　　再加上凭良心做生意的原则，进货的时候必须相当地严格。所以生产成本非常高，又压低了售价，导致最终的差额并没多少。

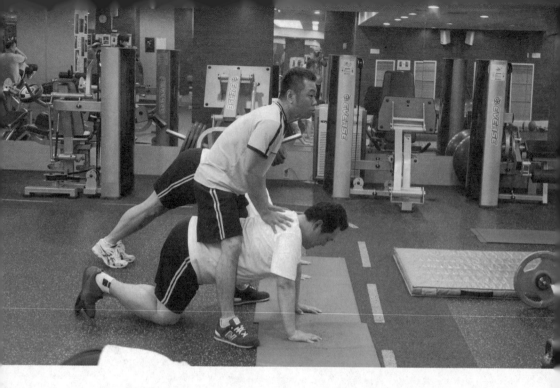

　　我创办的减肥产业不是为了挣钱。如果想挣钱，与其卖鸡脯肉和减肥关联食品，还不如开个炸鸡店或烤肉店。本来减肥产业的竞争已经超越了正常竞争的程度，现在简直就是啃老本的饱和状态，这个时候我夹在中间能赚什么钱。我在理财方面没什么天分，所以比起赚取利润的商业，倒想做个我喜欢的又觉得有意义的事情。

　　原来渐渐衰老的烂体质，通过减肥和运动换回了健康的身体，我真觉得获得了新的人生，每一天都是在幸福中度过。如果我说，我就是为了像我一样的肥胖者，也能感觉到这样的欣喜而做的事业，是不是太假了？

　　反正就是凭着这样的理由才开始的事业，我想召集想要变健康的人们，一起制定食谱，一起流汗一起运动，最终和大家一起变得健康，这是我的目的所在。如今正在为想要变健康的人运营减肥挑战者项目，支持的人也很多，成果也不错，总体来说很顺利的。

这个项目里面包含着一个食谱，是通过咨询减肥专家和医生制定出来的。减肥挑战者用了这个食谱后，效果超过了我们的期待。和"香蕉——鸡脯肉——红薯——鸡蛋"这个减肥的王牌食谱比起来，效果完全不一样。首先挑战者对食谱不会过于排斥，营养方面也很充足。确认了挑战者减下去的体重后，我们公司员工的第一句就是：

"哇！这个太棒了！"

如果我继续卖关子，就会显得跟江湖郎中一样，所以现在就打算公开食谱。

推荐食谱

男性用

早饭	1根香蕉，6个煮鸡蛋的蛋白（或1.5块鸡脯肉），蔬菜，1杯低脂牛奶，复合维生素和欧米伽3
午饭	1）半碗杂粮饭，50g凉拌黄瓜，50g绿豆芽，50g煎豆腐，50g鸡蛋羹 2）半碗杂粮饭，50g凉拌豆芽，50g凉拌大葱，50g炒卷心菜，50g鸡蛋卷 3）半碗杂粮饭，50g凉拌绿豆芽，50g凉拌蕨菜，50g炒卷心菜，50g橡子冻
晚饭	减肥麦片粥，4~5个煮鸡蛋的蛋白（或一小块鸡脯肉），一节莴苣，5~6颗圣女果，1根黄瓜、胡萝卜等蔬菜可以多吃

女性用

早饭	一根香蕉，3个煮鸡蛋的蛋白（或一块鸡脯肉），蔬菜，1杯低脂牛奶，复合维生素和欧米伽3
午饭	1）半碗杂粮饭，50g凉拌黄瓜，50g绿豆芽，50g煎豆腐，50个鸡蛋羹 2）半碗杂粮饭，50g凉拌豆芽，50个凉拌大葱，50g炒卷心菜，50个鸡蛋卷 3）半碗杂粮饭，50g凉拌绿豆芽，50个凉拌蕨菜，50g炒卷心菜，50g橡子冻
晚饭	减肥麦片粥，4~5个煮鸡蛋的蛋白（或一小块鸡脯肉），一节莴苣，5~6颗圣女果，1根黄瓜，胡萝卜等蔬菜可以多吃

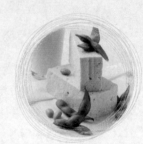

难吃的鸡脯肉

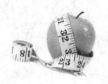

　　如果偶尔吃一次鸡脯肉，可能会觉得是天下美味，但对于要天天吃的减肥者来说，它却是个又爱又恨的食物。一开始谁都会找好吃的做菜方法，又是上网又是问人的。可就算是那样，也逃不出和蔬菜一起拌沙拉、用生菜包着吃、切一切放到烤盘烤着吃这几种方法。最近市面上还有以200g为单位，简单加工后出售的方便产品。由于料理的过程中放了一些作料，价格也翻了两三倍，所以也有很多人接受不了价格。其实买普通的、分部位卖的鸡脯肉，从减肥的角度来看是最好的。但是一定要好好清理才行，否则会有很严重的腥味。血管和脂肪一定要摘干净。

　　我们吃鸡脯肉不为别的，因为它卡路里低，是个纯粹的蛋白质块。可是鸡脯肉干巴巴的质感无论是烤、煮、炸、炒都不会有改善。拿拌沙拉的调味酱拌一下，味道还算不错，但放调味酱的

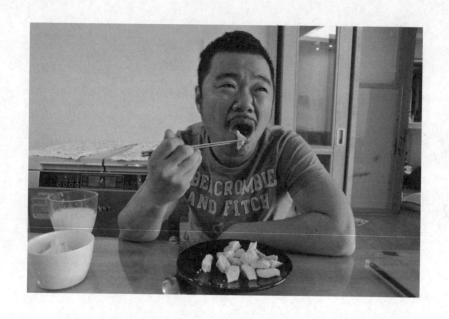

瞬间，可以说吃鸡脯肉的意义就消失了。调味酱的高卡路里是原因之一，更重要的是调味酱里面的钠、脂肪和减肥食谱是格格不入的，所以还不如美美的吃一盘炒菜再多跑个10分钟。

　　鸡脯肉在什么都没有添加的时候才是最美的。像我，主要是就着辣椒默默地吃下去。有时还会拿生菜或白菜叶包着吃。当然，绝对不会抹大酱和辣椒酱。有一次是下咽实在太困难，就把鸡脯肉、番茄和低脂牛奶放到榨汁机里搅了一会。话说卖相好看也好吃，但鸡脯肉汁着实有点难看。压下不祥的预感，努力咽下第一口后，想要接着喝第二口的瞬间，"噗！"地就喷在了空中。如果不是一般的人类，还是不要尝试了。鸡脯肉放进榨汁机里，会让人吐的。

　　有人说，放在鸡脯肉沙拉里面的少量调味酱，卡路里不高，脂肪量不多，对减肥不会有太大的影响。但反过来一想，体脂肪却是一点一点慢慢减下去的。每天掉几克，日积月累就变成几十公斤。

沙拉调味酱的热量不到几十卡路里，脂肪量也微乎其微，对于不容易减肥的女性或特殊体质的人来说，那种妥协却有可能变成毒药。积少成多，滴水穿石。若实在吃不下鸡脯肉，可以用牛肉、鱿鱼、鱼、鸡蛋蛋白等多种蛋白质食品代替就可以了。因为鸡脯肉也并非减肥的必需品。但要遵守的是，无论什么调料都尽量少放，要吃得清淡一些。想着不是吃饭，而是在吃药。鸡脯肉难吃，但遵照食谱吃，才是减肥的正道。

减肥时经常被误解的那些事

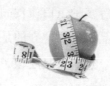

黑咖啡能减肥？

有很多减肥的人喜欢喝咖啡。特别是一些女性，直接把冲淡的美式咖啡当水来喝。一杯没放糖浆的美式咖啡，卡路里不到10kcal，而喝咖啡会促进脂肪分解，不知是不是因为这种说法，至使很多人把黑咖啡列入到自己的减肥食谱里。那么，咖啡真的有助于减肥吗？

为锻炼肌肉而进行体能训练的人或健美运动员，为了减掉不轻易消失的体脂肪，会借助脂肪燃烧剂等药物的力量。大部分脂肪燃烧剂里有浓缩咖啡因，吃了这种药会心跳加快全身发热，运动时不会轻易疲倦。平时要拿出吃奶的劲才能举起来的重量，吃了这种药后便能轻松搞定。

但严格来说，脂肪燃烧剂并不是让你变成超人的药，而是帮助体脂肪分解，将其作为能量源的药，正是咖啡因。咖啡因并不会自动地分解脂肪，而仅是在进行高强度运动的时候，促使人发力的一种促进剂。一般人以减肥为目的的运动，脂肪燃烧剂的作用不是很大。

那么比脂肪燃烧剂的咖啡因含量少得多的咖啡，又会怎么样呢。如果一点不运动，一天只喝几杯咖啡，那体脂肪是绝对不会减少的。当然，运动前一两个小时喝一杯，还能起到一点作用，但咖啡因至少要300mg以上，才能起到燃烧脂肪的效果。而4杯美式咖啡中才能包含300mg的咖啡因，如果一天喝4杯咖啡，就别说运动了，恐怕一宿都不能入睡。

最近咖啡专卖店因为激烈的竞争，都争相降低了价格，但咖啡的价位相比其他饮品依旧很贵。不为了品味，而是为了减肥而喝的咖啡，就纯属是浪费。还不如把那些钱省下来，在减肥成功以后，为自己购买漂亮的衣服。减肥成功后买衣服的钱，将会是一大笔投入。

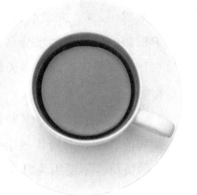

一天一定要喝2L的水？

一天喝2L以上的水有利于健康，这个说法似乎已经成为定论。其实单纯地喝2L水并非易事。2L的量，用玻璃杯盛满，也要装10杯，用一次性纸杯能装20杯。除非是大量体力劳动的人，否则很难喝完。

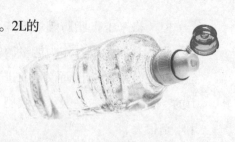

有人说多喝水，能排出毒素，皮肤变得更有弹性，也有助于解决便秘，但是实验结果显示，事实不是这样的。尽管如此还是有人会说，就算是这样也要喝2L，因为喝水之后，排出水分的过程，也是能量消耗的过程，所以也是减肥的一种方法。如果这个理论行得通，那么不久之后，会不会又出现这样的理论：一分钟多呼吸15次，就能多消耗能量，也能促进减肥？

人体的70%都是水，即使少了1%，人也会觉得口渴难耐；如果少了2%，人就会因为脱水而产生幻觉。然而人体是有保护机制的，身体的水分只要少一点点，大脑就会发出"我要喝水"的信号。因此，一天要喝2L水能减肥，是没有一点科学根据的。

绝大多数肾脏专家警告，在身体并不需要水份的时候，硬要喝掉2L水，对身体健康是不利的。这种做法会给肾脏增加过多的负荷。不要因为2L水到头来掉1L的眼泪，口渴的时候及时喝水就好。

酒是空卡路里，不会长胖？

一杯烧酒的卡路里是80kcal，啤酒则是74kcal，属于高能量食品。然而有些人说酒的能量是一点营养没有的空卡路里（又称干卡路里），因此不会长肉，而下酒菜才是长胖的元凶，不吃下酒菜只喝酒就不会有问题。若询问下依据，他们就会举干瘦干瘦的酒精中毒患者为例。到底这种说法对不对，众说纷纭。

其实只喝酒才会长肉，"酒是大肚腩的元凶"这话并不是假话。可天天不离酒的酒精中毒患者，为什么那么瘦呢？他们的饮食量非常少，是其最主要的原因。而且他们的消化系统和肝脏已经衰退，即使吃再多的下酒菜和饭菜，也不能从中吸收营养，体重自然会下降。

可能很多人有喝酒后体重骤降的经历，其实这只是因为酒的利尿作用使体内的水分被排出了，过一两天体重又会恢复原样。酒精进入人体之后，平时用来分解脂肪的能量减少到四分之一，肝脏合成脂肪的量暴增到15倍左右，结果就使体脂肪增多。

又有一个问题是喝酒的环境。果真会有不吃别的而单纯喝酒的环境吗？就算不吃下酒菜只喝酒，那饭也不吃吗？就算先吃饭再喝酒，饭后胰岛素活动停止的2小时之内，除非一动不动，否则先前吃的饭也都会储存为脂肪。我想应该不会有人喜欢只喝酒不吃饭吧。

按摩甩脂机真的实用吗?

相信很多减肥的朋友都看过按摩甩脂机的广告,只要将其绑在腰上,通过大量的震动刺激肥肉,从而达到减掉体脂肪的目的。有大肚腩烦恼的人肯定都会眼前一亮。还有一种说法与之类似,认真地揉肚子,脂肪会加热,内脏脂肪也会分解。如果这是事实,那此时此刻拼命流汗运动的人,难道全是傻瓜吗?还有一辈子都研究医学和运动生理学的学者们,难道也都学了没用的东西?

减肚腩的唯一方法,就是有氧运动,根本不存在专门减肚腩的运动方法。诸如"减去肚腩的×××运动法"等所有的方法,均视为是夸大了效果的鱼饵罢了。现在有那么多因为肚腩而烦恼的人,商家们正是抓准了这一点。

用何种手法按摩,揉肚子就能揉出王字腹肌等,诸如此类的方法就像放着扇子摇头一样,一点用都没有。退一百步讲,就算用了这种方法减掉了体脂肪,减下去很容易,那会不会反弹也很容易呢。

腹部赘肉是健康的敌人,运动又那么困难,那我先用这种方法减掉肚腩是不是同样会变健康。先不说那些方法对腹部脂肪有没有用,这个想法本身就是前后矛盾的。如果那样减掉肚腩后,仍旧觉得运动很困难,那不运动又怎么能说是健康的身体呢?

周末登山有助于减肥

登山是一项很好的有氧运动。能量消耗每小时高达500kcal，不仅强化心肺机能，还锻炼腿部和腰部的肌肉。在氧气浓度高的树林里呼吸干净的空气，对减肥者来说可谓是最好的运动了。但对忙碌的上班族和平时没时间运动的人来说，仅周末去登一次山就想达到减肥的目的，是不可能的。

假设一天登山2小时，消耗的卡路里是1000kcal左右，一个月4次总共4000kcal。仅凭这些能减掉的体脂肪量一个月只有500g左右。虽然也不是很少，但和每周末辛苦登山几小时的成本比起来，并没有多大的意义。和所有的有氧运动一样，每周要爬三次以上，才达到减肥的效果。

而且登山消耗的能量非常多，为了防止体力不支，必须要带一些碳水化合物或糖等零食。爬几个小时后疲惫的身体，肯定会

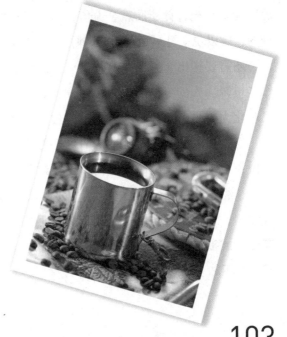

比平时更想吃高热量的食物，然后就到登山入口走进排成一列的餐厅点一盘披萨，再加两杯冰爽的饮料，就轻易超过500kcal，下山后就直接回家，这可以说是很多减肥者的真实写照。登山确实是比晨跑更好的有氧运动，但不能因为吃而功亏一篑。

运动15分钟以上，体脂肪才能燃烧？

很多人都认为，有氧运动要持续15到20分钟以上，才能让体脂肪燃烧。健身俱乐部的很多教练也这么说。到处都这么说，人们也就以为是真的，但实际上并不是这样。

开始有氧运动后，脂肪成为能量源并不是在运动的15分钟到20分钟后。开始运动后只要过了3分钟，血液和肌肉中的脂质（脂肪）就开始转化为能量。当然，在血液和脂肪中的脂肪消耗完之后，为了补充，体脂肪就会分解，这一过程才是发生在15~20分钟的。所以说就算只运动了5分钟，体脂肪还是能减下去的。

还需要指出，并不是进行了有氧运动，体脂肪就能立即被用作能量源。人的身体不像汽车一样，是单纯的运动系统。体脂肪要转化为能量，首先要经过分解的过程，渗入血管之后被送到肌肉。但是体脂肪分解最旺盛的时候，并不是在运动过程中，而是在做完运动后休息的时间。简单说，体脂肪就像是埋藏在深层的原油，经过净化成为汽油才能作为能量来使用。所以不管是一天3分钟还是5分钟，只要一有空就运动体脂肪必然能减掉。所以平时爬楼梯或提前一站下车，持续的运动才是重要的。与其拍着肚腩叹气，不如多动一动。

104

过度的运动是毒

规律且适当的运动是提升免疫力、使我们变年轻的最佳抗氧化剂，但是过度的运动会让我们的身体衰老、经常感冒、免疫力下降，反而是毒药。

运动结束后肌肉不会感到酸痛的适量运动，会让你年轻又健康。但是为了短期内获得火辣的身材或健美的肌肉而做的过量运动，仅会让肌肉变大，还可能受伤，甚至变成不均衡的身材。因为有可能变成实际生活中没有效用性的身材，所以要制定一个能够提高自己身体机能的均衡的运动计划。要记住无论什么方法，变化过快也意味着可能有负作用。

减肥者面对聚餐的态度

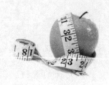

对身材不关心的时候，天天盼望着聚餐，但却总也没有个消息，怎料为了健康开始减肥了，聚餐就接二连三地来了。自认为制订了一个严密的计划正想实践的时候，遇到聚餐这个"伏兵"就难免担心起来。大多数情况下都想随便找个借口就搪塞过去，但在失业率顶天的社会，总回避聚餐，除了胆大包天的上班族，对于其他人来说不算是一个好做法。

如果有可能，最好婉转地避开聚餐，但是不得不参加的情况下也不能气馁，更不能喝的天昏暗地。上次看到一个文章写道，一般一次聚餐，参与两轮就能吃掉一万卡路里。对于一顿吃1000kcal也要痛哭流涕的减肥者来说，聚餐就是个噩梦。

为了保护身体而说的善意谎言

明明前几日身体还很好的朋友，邀请一起去聚餐时，他就会冷不丁地来一句"最近在吃药，恐怕不行了"，或"今天是家里的祭日，得早点回去"。自认为找了个不错的理由，但在混迹社会数十年的老前辈眼里，就像佛祖手上的悟空，逃不开他的法眼。若真有事情，至少在聚餐三四天前，就应该拿着药袋子时不时地吸一口，聚餐当天才能在恐怖的酒浪中，不靠黑骑士的帮助也能保全自己。

如果"借口"要成为"不得不的理由"，首先借口的内容应该是具体而正当的。这一点很重要，具体性和正当性。举个例子，"因为晚上10点的时候要去首尔站，所以不喝酒了，真是抱歉。奶奶正在从釜山坐KTX过来，待会我要去接站。"

这一段发言里面有"晚上10点"、"首尔站"、"釜山的奶奶"等具体的时间和地点。还包含着"我要去接从乡下过来的奶奶，您还想让我醉驾吗"的守法精神，可以说是个可以充分享受特殊照顾的正当理由。

再举一个例子。首先从聚餐的三四天前开始做铺垫，随便往耳朵塞一点棉花做痛苦状。当然，要在上司的面前做这些事。如果聚餐中被劝酒，就说"前不久用棉棒挖耳朵的时候，不小心用力过猛得了中耳炎。没听医生的话，喝了几杯啤酒，没想到化脓了。医生说炎症就快到耳膜了，如果再喝酒就要动手术了。手术费至少要150万韩元呢……"边说边迅速瞄一眼老前辈的脸色。大部分上司听手术费，就丧失战斗力了。如果强迫不能喝酒的人喝酒，结果导致动手术的话，从道义上来说，他至少要包个20~30万韩元的红包去慰问，迅速计算完这一切之后，他只能尴尬地把自己的酒杯收回来。

做到这个地步，如果有老前辈说要跟着你去首尔站，确认奶奶是不是真的过来，或者说中耳炎就是要消毒，还往你耳朵里倒一点烧酒，那就太不近人情了。

聚餐地点的选择，要像冬季奥运会申办权争夺战一样

一个求职网站，调查了上班族最喜欢的聚餐地点，大半数人喜欢烤肉店，三分之一则喜欢生鱼片餐厅，但为肚腩着想最好是避免烤肉店和生鱼片餐厅。当然为了补充蛋白质可以多吃脂肪少的肉类，但一般烤肉店的菜单里更多的还是油腻的肉。

如果有一定的发言权，一定要死死地坚持去生鱼片餐厅。对减肥者来说当然是含有丰富的蛋白质和欧米伽3的新鲜鱼片是首选。但生鱼片餐厅也有很多类，凭着专业精神以质取胜的正宗日式餐厅；可以无限吃的金枪鱼生鱼片餐厅；还有比起生鱼片的质，更以烤玉米等各种配餐取胜的一般生鱼片餐厅，当然还是推荐正宗的日式餐厅。

一旦先发制人，就肯定有烤肉派的还击。喜欢吃陆地动物的人绝对不会那么轻易就顺从吃鱼肉的主张。肉食动物的持久力虽然差，但爆发力还是很强的。所以喜欢吃陆地动物的人一般会比较缺乏耐心，容易冲动。

如果烤肉派的主张变得太强势，导致舆论动摇，就可以这么说。"聚餐是上班的延续，为了成员间的团结而进行的活动，哪能吃一般的猪肉呢，至少要吃牛肉才像个聚餐。还有，为了保护韩国畜牧业和内销经济的发展吃韩牛才是面对韩美FTA的国民的正确态度不是吗？但是牛肉太贵了，考虑部门经费和公司的财政，牛肉还是定在年末聚餐，这次就简单地去吃生鱼片怎么样？"要以逻辑堵住烤肉派的嘴。

然而嗓门大不一定是赢家，这是一道多数人决定的游戏。有可能自己一个人投生鱼片的票，其他人统统都支持烤肉。这种情况下肯定有为了看起来数量更多而举双手赞成的家伙，即使最终惨败了也不能面露失望之色。团队中最重要的是对组织的忠诚和亲密的关系。所以不要犹豫，立马跳槽到烤肉派。要不然说不定在接下来的聚餐中会惨遭众人毒手。

没有最好的，就选较好的

减肥者无论在什么情况下也要坚持住。点菜的时候要勇敢地表达自己的意愿，不要点拌好作料的肉，要点就点生肉的要求。说出来可能冒昧，但我在烤肉店厨房打过工所以知道，制作作料的时候为了让肉吃起来更鲜嫩，会往里投放大把大把地白糖和调料。

而且已经拌好的肉，就算不是很新鲜也无从考究。从部位来看，比起脂肪多的里脊、排骨，肋脊肉、隔膜肉、后脊肉等，瘦肉比较多的部位要好很多。如果艰苦的斗争之后，上司依旧喊了一句："老板，给每人来一份酱排骨！"那干脆就把烤肉的味道当做下酒菜，喝几杯就撤了吧。

现在剩下最糟的情况了，那就是聚餐地点是五花肉烤肉店或大肠烤肉店的情形。这个时候同样不能想放弃。这个时候要用厚厚的五六张生菜叶或苏子叶包一点饭吃下去，目的是让自己用这些迅速填饱肚子，将之后可能袭来的危害最小化。对减肥的人来说五花肉就是"老鼠药"。五花肉和大肠完美的遵守能量守恒定律，吃下去多少它都能原原本本的长在肚子上。

聚餐快要结束的时候，通常会有个吃冷面或吃米饭的选择的时间。不能乖乖地举手。在民主社会弃权也是表达意志的一种方法。吃了那么油腻的烤肉，脑子里计算需要消耗的卡路里和需要运动的时间还来不及呢，还在那里说"给我一碗锅巴汤"的话，那你可以从减肥界退隐了。

聚餐时的位置选择法

做好一切准备工作，陈述了所有虚伪事实，最终还得乖乖参加聚餐喝酒的情况下，就要开始留意两件事：一是确保安定的防守位置，二是好好选择下酒菜。请看下面的图。

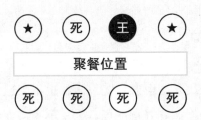

聚餐位置

黑色的圈是聚餐中的上席。主要是主宾的位置，是敬酒如泼酒的具有非凡魄力和气场的位置。在这里最好的位置是最左边的标了星号的位置。首先是个不用和上司进行眼神交流的死角。大家都一醉方休的氛围中，一旦和上司对了眼，不用想，乖乖喝一杯。

图中标了"死"字的位置，就是死亡之地。是为了扬名立万的梦想火坑也要跳的、飞黄腾达指向型人物青睐的位置。王的对面不用说肯定是最高的驿势圈。那么最右边的星号意味着什么呢？

依据多年的经验坐在上司的左侧，被敬酒的次数远远没有想象中的多。从人体工学的角度分析一下，这样的聚餐阵型，以上司的视线来看，主要还是面向前方和右侧，所以图中右边的星号位置，出乎意料的成为最佳地位，正所谓灯下不明。

如果非喝不可

酒是减肥的敌人，但偶尔喝一两杯也不会造成太大的问题。既然逃不掉，还不如好好玩一场。为了不喝酒而给脸色看，或者用不熟练的方法偷偷把酒丢掉的行为最好不要做，因为一不小心被发现了反而更不被上司看好，本来一两杯就能结束的事情，弄不好就要被灌酒了。

坐下之前先要弄清楚一件事。那就是为了减1kg体脂肪自己忍耐了多长时间，洒下了多少汗水。一直到酒席散的那一刻，一刻也不能动摇。

喝完酒后最好能做一会运动。走20~30分钟，或者爬5分钟左右的楼梯，这样才容易醒酒，对第二天的减肥也不会有太大影响。因为对减肥的人来说，第二天早上的醒酒汤并不是很好的选择。

虽说不能避开就融入它，减肥的我们却是个例外。不能融入就要避开。真切的希望大家能在聚餐这个减肥的墓地中屹立不倒。

112

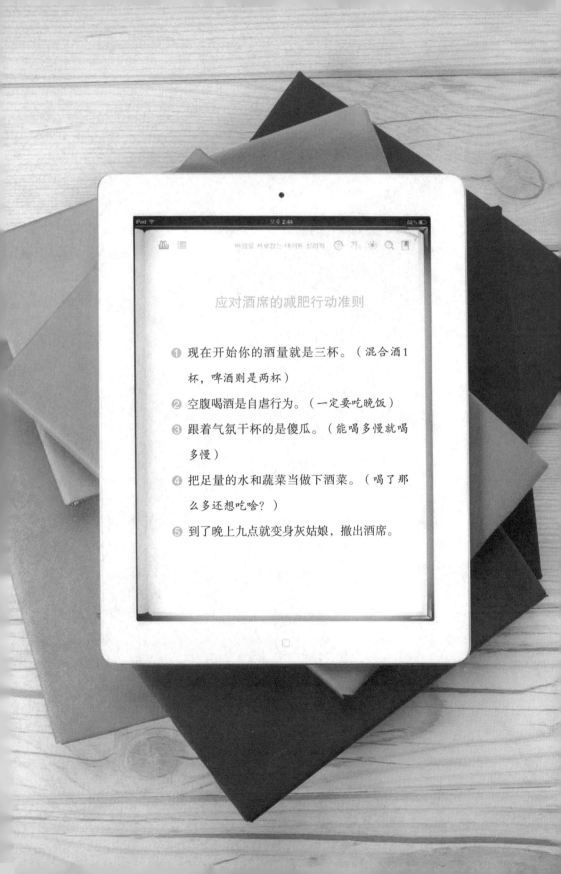

应对酒席的减肥行动准则

1. 现在开始你的酒量就是三杯。（混合酒1杯，啤酒则是两杯）

2. 空腹喝酒是自虐行为。（一定要吃晚饭）

3. 跟着气氛干杯的是傻瓜。（能喝多慢就喝多慢）

4. 把足量的水和蔬菜当做下酒菜。（喝了那么多还想吃啥？）

5. 到了晚上九点就变身灰姑娘，撤出酒席。

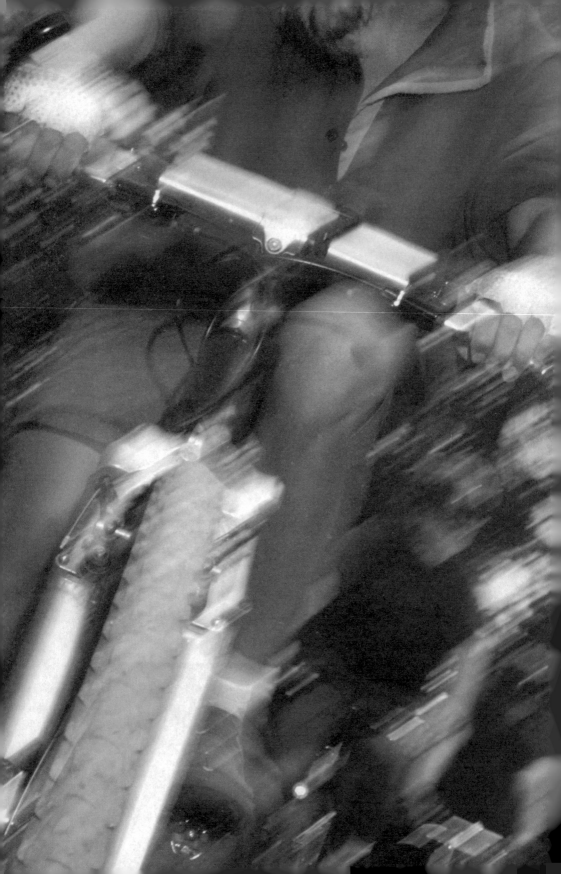

CHAPTER

4

减肥的唯一办法：
有氧运动

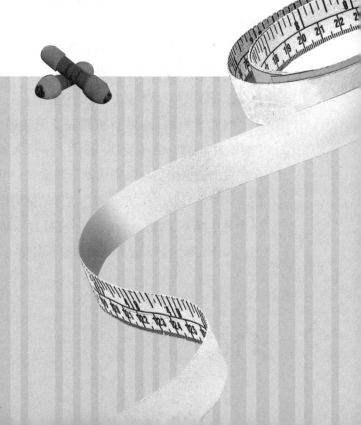

仅凭运动不能减肥?

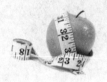

在首尔大学的家庭医学教授俞泰宇的《谁都能减10kg》一书中写道："仅凭运动绝对不能减肥。"或许有很多人会疑问，但我同意这个说法。

仅凭运动不能减肥，不是说运动减肥没用，弦外之意是比起通过运动消耗的卡路里，我们无意中吃下去的食物的卡路里要高得多，所以改掉饮食习惯才是最重要的。

减肚子里的1kg体脂肪到底要消耗多少卡路里呢？答案是7700kcal。将7700kcal分到一个月，一天大概就是260kcal。大姐们经常跳的健美操，看起来运动量非常大，但就算中间不休息连续跳一小时也只能消耗250kcal。这样的健美操即使每天跳一小时，一个月也减不了1kg。说到这一直努力运动的人们可能就瞬间无力。"什么呀？怎么运不运动都差不多呢？"

不同的运动消耗的热量

运动种类（以30分钟为准）		不同体重的消耗量		
		50kg	60kg	70kg
轻松的运动	在小区里遛狗	66	108	90
	骑自行车逛小区	93	102	129
	大半夜的做体操	63	75	87
	去夜总会和朋友玩	102	123	144
	跟电视一起做瑜伽动作	63	75	287
	健美操！跳舞！	126	156	177
中间水平的运动	以跑楼梯代替电梯	144	174	204
	俯卧撑	96	126	147
	快速骑自行车	111	132	156
	滑雪	177	210	246
	网球	180	216	252
	打羽毛球	177	522	246
	有用	435	210	612
有些难度的运动	和小狗一起跑步	237	522	330
	模仿玄彬做仰卧起坐	216	258	203
	跳绳	225	267	312

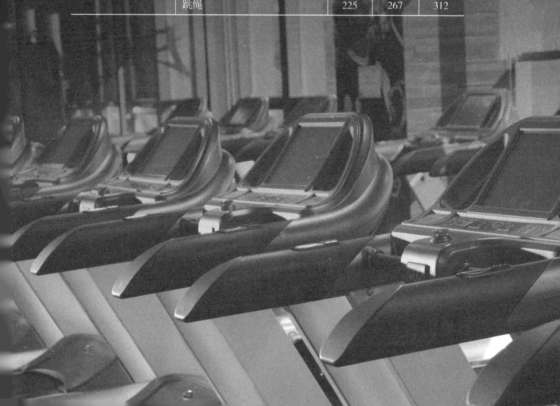

如果觉得运动消耗的热量很少，与其辛苦的做运动还不如饿一顿，这种想法虽然能理解，但并不建议这么做。比起流汗的运动，很多女性更青睐塑造身形的瑜伽和普拉提，还会果断地减少食量或用其他的来代替。但是没有流汗的运动，只靠不吃东西而减肥，是反弹怪兽垂涎的第一目标。没有运动而减下去的肉松弛没有弹性。特别是腹部松弛最难看了。

　　减肥的目的是健康，其最好的方法是提高基础代谢量，人们很清楚这一点却往往做不到。不运动只节食的减肥，或许体重能下降，但同时也意味着把身体变成基础代谢量低的易发胖的体质。还有女性们梦寐以求的S形身材绝对不是靠节食能得到的。为了让自己吃遍美食也不发胖，维持有弹性的身材，从现在开始就要做运动。

走路和跑步哪个更有效？

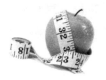

竞走比慢跑更有效？

走路好一些，还是跑步好一些，是个颇具争议的问题。竞走比跑步的体脂肪消耗率更高，已是被多次实验证明的事实，在这也不加以反驳了。但如果不是比较体脂肪消耗率，而比较从我们身体上减下去的体脂肪消耗量，结果又会是怎样呢？答案是跑步比走路消耗的多。因为跑步比走路消耗的热量至少多30%。

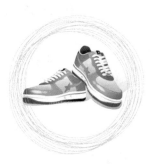

说得通俗一点。假设南边有个叫"体脂肪"的村庄。有一天那个村庄发洪水随时都有可能被淹没，所以要组织村民去避难。但交通工具只有两种，一个是私家车，一个是公共汽车。私家车的燃油效率高，能载的人却少；反过来公共汽车的燃油效率低，能载的人却很多。

那么，如果是你处于这种危机会选择哪个呢？这不是判断题，而是选择题。所以选择自己觉得好的就可以了。但如果是我，就会选择公共汽车，能多载一人是一人。

先了解心率，再开始运动

有氧运动中心率很重要，维持自己最大心率的65~75%，才能有效地减少体脂肪。220减去自己的年龄就是最大心率了。

最大心率=220-年龄

我现在35岁，最大心率就是220-35=185。如果在健身房遇到一位喜欢的异性想要搭讪，不要直接问"你几岁呀？"，可以说"你的最大心率是多少啊？"

最有利于减体脂肪的心率可以通过以下公式计算出来。

最适宜运动心率=（220-年龄）×0.65~0.75

不同强度的运动心率和营养消耗的关系

首先请仔细看下图。心率高的就是所谓的高强度运动。走路比跑步更有效的理论依据就是从下图而来的。

·

不同强度的运动消耗的营养

运动种类	心率	每小时消耗量	消耗的营养比例		
			碳水化合物	脂肪	蛋白质
一般走路	最大心率的50~60%	300kcal	10~25%	75~85%	5%
竞走	最大心率的60~70%	480kcal	25~50%	55~70%	5%
慢跑	最大心率的70~80%	660kcal	50~85%	40~60%	5%
快跑	最大心率的80~90%	1000kcal	80~90%	10~20%	5%
极限跑	最大心率的90%以上	能跑一小时极限跑的是机器人	85%	10~15%	5%

仔细看就会知道普通速度的走路脂肪消耗率最高。竞走的减肥效果那么好，消耗率却还是比走路低。因此不能仅凭消耗率来评判运动效果。有氧运动最重要的是最适宜运动心率。竞走虽是很好的有氧运动，但是要达到最适宜心率，要进行长时间的高强度运动，所以还不如慢悠悠地跑30分钟。因为跑步比走路消耗的

热量明显更高，体脂肪消耗量也更多。

经常运动的人，常犯的致命性失误

为了提高基础代谢量，就要增加肌肉量，这是常识。不知是不是因为这一原因，很多爱运动的人不太爱做气喘吁吁的有氧运动，反而热衷于锻炼肌肉的运动。但事实上他们正忽略一个问题。他们或许知道锻炼肌肉的方法，但肯定不知道维持肌肉的方法。

心肺，是心脏和肺的统称，心脏和肺的机能一旦衰弱，再辛辛苦苦锻炼出来的肌肉只要停止运动，马上就会消失得无影无踪。只有心肺机能良好了才能促进新陈代谢，只有这种条件下锻炼出来的肌肉才能长时间保持下去。

而要强化心肺机能，除了气喘吁吁的有氧运动别无他法。还得以最高心率70%以上的高强度，持续30分钟以上才可以。竞走等步行运动和骑自行车运动虽然也有利于强化心肺机能，但让心脏和肺保持健壮的最好的运动非跑步莫属。

肯定有很多人说打死都不能跑30分钟。和运动诀别多年的人可能连3分钟都跑得很困难，因为我刚开始的时候不到30秒就觉得心脏要炸掉了。跑累了就休息一会，再接着跑就可以了，速度也不用太快。跑步的时候，即使有个头戴大太阳帽的大妈，以竞走漂移大法"咻"地超过了你，也不要气馁，仍以自己的速度跑就可以了。慢跑比快走更有利于减肥。

运动选手和体力好的人即使达到了最大心率的80%，身体也不会觉得非常累。但不经常运动，就算是30多岁的人最大心率很可能也只有140左右。实际上，对30%左右的人来说，依据计算出来的最大心率运动，其实是超过了自己能力的80%的过度运动。正因为如此与其计算最大心率，还不如在用跑步机的时候通过对速度和倾斜度进行调整，慢慢去了解自己的最大心率，这才是最正确的方法。

利用最大心率的方法也有可能存在误差。只要不是在实际运动中分析呼吸而得的结果，无论什么方法都会存在误差。所以迷惑于利用最大心率的运动方法，太过执着高强度运动，反而没有用，甚至会产生反作用。"全身出细汗"和"气喘但还能进行对话"是正确的运动强度。

被誉为有氧运动的真理——PT体操

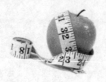

    据说军人一天饭量的总热量是3300Kcal（2010年韩国国防部发表），前不久少女时代一天吃800kcal左右的事情一度成为话题。单纯地考虑热量，也就是说一个军人干掉了泰妍、允儿、尤利、sunny四个人饭量。可就算是这样军人经常会饿得不停地穿梭于PX（军队里的小卖铺），至少要吃一盘冷冻炸酱面和一听玛斯特饮料★才勉强觉得吃了个零食，至少泡一袋卷卷方便面★★作为夜宵，才能艰难的度过一天。军人们那么拼了命的吃也没有变成肥猪的原因是什么呢？

★指军队里的供给的饮料，有水蜜桃味和香橙味。
★★方便面不拿出来煮，而是直接往包装袋里面倒热水泡着吃，是军人独有的最棒的夜宵。

124

男人们服兵役后就会立马瘦下去，是即使吃着高热量的食物，也要进行高强度的训练经常流汗。然而其中有种有效减肚腩又能瘦脸的最佳训练——PT体操。

PT体操有什么好处呢？

演员权相宇谈自己的身材时说过，奠定其基础的正是服兵役时的PT体操，正如他说的PT体操是热量消耗量非常多的有氧运动。持续30分钟大概能消耗250kcal，而且是个需要动全身的全身运动，比跳绳还要有效。为什么军队要做PT体操呢？一是为了锻炼韩国军队士兵的体力，提高战斗；二是树立军风。

PT体操准确地说一共有14节，其中最容易的是韩国学校体育课上经常做的第13节"跳跃运动"，最难的则是第8节"体转运动"。我在军队的时候第8节没做50次就在连长面前吐了。

减轻体重的可靠保障——魔法PT体操

14节PT体操不用全做，我就介绍两个既容易学又有效果的运动。不过，非要尝试一遍14节整套PT体操不可，可以每天坚持从PT1节到14节，各做100次×4套。三个月后你应该就是奥林匹克铁人三项金牌候选人。坚持做两个简单的动作，就能把讨厌的大肚子、腰部赘肉、脸部赘肉，小腿赘肉和大腿赘肉等所有藏在身体角落的赘肉全都减掉，相信我吧。

　　做PT体操前一定要做简单的拉伸运动，以脖子、腰、膝盖和脚踝的顺序慢慢地放松肌肉。PT体操的窍门是让身体放松。

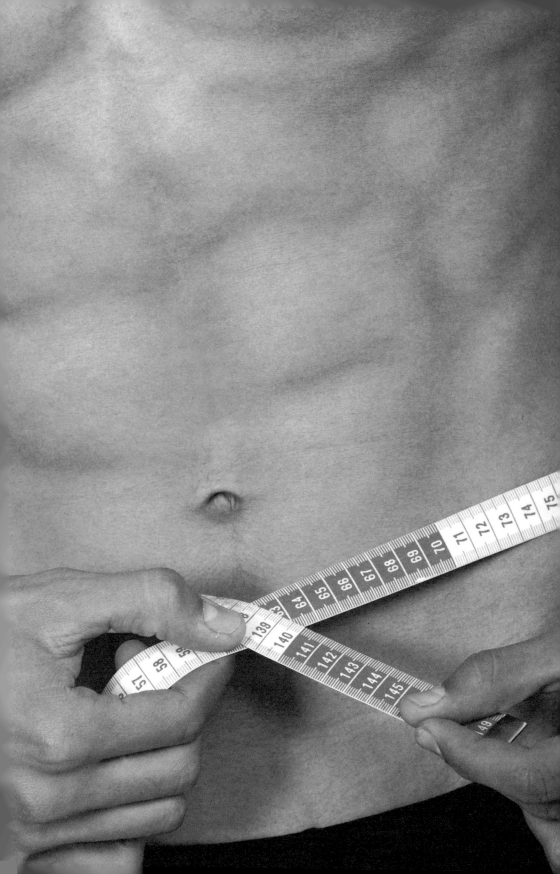

伸手跳跃

伸手跳跃运动对锻炼心肺持久力和燃烧讨厌的腹部脂肪有着惊人的效果。第一次目标是150次。不要因为是150就开始害怕。3~4分钟就能做100次了，而且不要一气呵成，可以做30个休息30秒再做30个的形式完成。不过，休息的时间超过30秒，心跳就会减速而影响运动效果。

体质差的或平时几乎不运动的人，30次可能会比较困难，所以开始的时候视自己的情况而定，等熟悉了再逐渐加量就可以。运动过程中若感到晕眩就应该立即暂停。所有的运动都一样，绝对不能过度。中间休息30秒的时候绝对不能坐下来，要保持站立状态平稳呼吸，期间间断地补充水分也是很好的方法。

PT体操从准备动作开始要经过第一步到第四步的过程，然后重新回到准备动作才算是做了完整的一次。因此跳4次才算一次。要注意双脚的动作，跳跃的时候张开后合并，再张开再合并才是一次。不用太贪心地跳很高，太用力地蹦蹦跳跳搞不好膝盖会出毛病。

对于有氧运动来说，运动的时间和次数并不是绝对的。即使没能完成任务，只要姿势准确就可以。

128

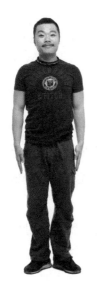
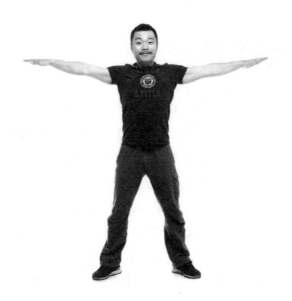
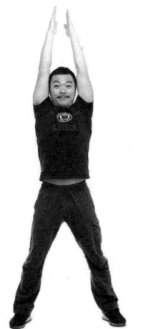
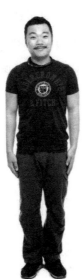

伸手跳跃运动动作解析

❶ 准备动作：双脚合并，双臂自然地垂在身侧。

❷ 第一步：跳跃，双脚张开与肩同宽，双臂朝两侧伸展。

❸ 第二部：跳跃，合并双脚，双臂贴在大腿外侧。

❹ 第三步：跳跃，双脚张开与肩同宽，双臂向上举起做拍手的动作。

❺ 第四步：跳跃，回到准备动作。

这是一个把身体从脖子到下腹都扭一边的运动。需要腹肌伸缩，一开始可能会觉得有点累，但是锻炼腹肌没有比这个更好的方法了。虽然比仰卧起坐更有难度，却能不靠运动器材就可以赋予男性以巧克力腹肌，赋予女性以有弹性的性感腰线，可谓是最好的腹肌运动。第一次挑战目标是50次（10×5套）。

第一次做的人可能很难做完一套。如果实在觉得困难，可以以5个为一套，逐渐增加次数，同样要注意姿势。做完一套要休息30秒，不能躺着一定要站着。躺着的时候，血液会流向上身，继续做下去会越来越困难。最好在地上铺个被子或瑜伽垫等，绝对不要嫌这个烦而在床上做，床垫的弹性会影响效果。

反复做体转运动，身体应该很快就能感觉出锻炼的部位。如果觉得下腹和侧腰部分有拉伸感就说明动作很标准。后脑不着地是最标准的，如果觉得困难，也可以贴地。需要注意的是，后背要完全紧贴地面。因为怕累就让身体随着腿来回摆动，运动效果将会大打折扣。还是那句话，次数不够没关系，保持正确的姿势才是重要的。

130

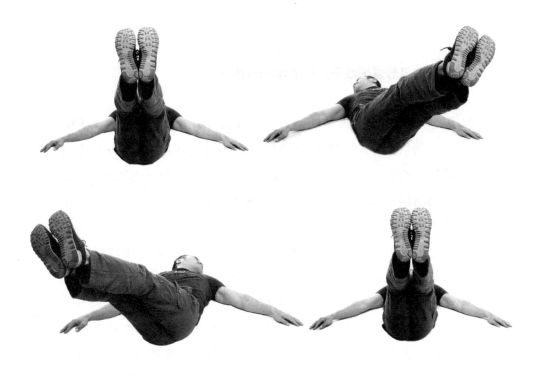

体转运动动作解析

① 准备动作：躺下并张开双臂，双腿伸直抬至离地面45度的位置。抬头（觉得困难的也可以不用）。

② 第一步：把伸直的双腿往左降45度，头转向左边。

③ 第二步：回到准备动作，头也归位。

④ 第三步：把伸直的双腿往右降45度，头转向右边。

⑤ 第四步：回到准备动作，头也归位。

如果想减掉肚子，一定要做PT体操

PT体操在锻炼基础体力和减腹部赘肉方面，可以说无人能及。偶尔会有人不做基本的有氧运动或体力运动，而只热衷于锻炼肌肉的运动。但这和在沙滩盖房子没什么区别。做再多的举哑铃的动作和仰卧起坐，能够减掉的体脂肪是微乎其微的。减肚腩除了有氧运动没有第二条路。

由于PT体操是单纯地重复简单动作的运动，所以越熟悉就能做越多的量。在家做的时候即使不像军人似的喊"一二！一二！"的口号，也最好能根据体操4拍或8拍的节奏。

参军的时候有一次游击战训练，大家都以立正姿势看着助教的示范动作。没想到站在最后的一小子，竟然吊儿郎当地歪七扭八地站着，而且还被教官发现了。那天我们小队游击战训练没做成，反倒把PT体操做了5000遍以上，那感觉像是去鬼门关逛了一圈。

腹部运动终结者——循环训练

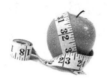

　　同样的时间，循环运动减去的体脂肪量是有氧运动的三倍以上，是专门减腹部赘肉的运动。这是一种把几个动作循环做下去的运动，每个动作的时间不会太长，可以锻炼心肺持久力、肌肉持久力以及爆发力等。特别推荐给肚子比较大的人或怎么运动也减肥不成功的女性，不需要专门的运动器材。等适应后身体也有力气了，就可以去超市或运动用品商店买个哑铃来做。开始循环训练之前需要牢记的是，循环训练的核心是最大程度地维持自己最高心率的70%左右。而且一套运动中做完一个要换下一个的时候不可以休息。完成整套运动后，可以休息1分30秒到2分钟的时间。但是不能躺成大字型大口大口呼吸，要保持站立慢慢整理呼吸。正因为累才叫运动，不累的话就和幼儿园

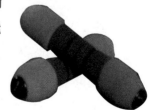

小孩的体操没什么区别。

循环训练运动法

运动从①连贯到⑥，中间没有休息。一个动作结束后要立即继续下一个动作。完成一轮的时间每个人不同，但一般都在3～4分钟之间。完成一轮大概就满头大汗了，所以1分30秒的休息时间就要喝口水平稳呼吸。循环训练至少要做五轮才有效果。循环训练里的动作除了这里介绍的还有很多，所以如果觉得熟练了就可以往里面加自己喜欢的动作，也可以往里面减去一些动作。下面是循环训练里的动作。

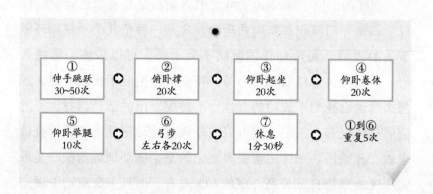

① 伸手跳跃 30~50次	⇨	② 俯卧撑 20次	⇨	③ 仰卧起坐 20次	⇨	④ 仰卧卷体 20次
⑤ 仰卧举腿 10次	⇨	⑥ 弓步 左右各20次	⇨	⑦ 休息 1分30秒	⇨	①到⑥ 重复5次

这个运动对塑造女性美丽有弹性的胸部、减掉胳膊和腰部的赘肉非常有效果，让女性穿衣更有型。对于男性，可以让胸肌发达，还能锻炼腰部和背部肌肉。

♣ 运动方法：在俯卧的状态双手撑地，手掌紧贴地面。这时双手的位置不能比超过肩膀也不能低于胸线。双手手掌用力，以推开地面的感觉，把身体撑起来，要注意不能让肩膀先上去，下来的时候要缓缓下降。

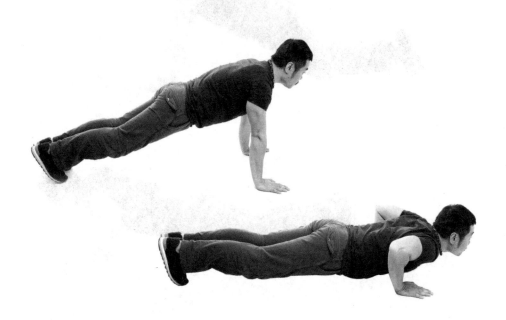

呼吸法适用于所有发力的运动，肌肉收缩的时候（使劲的时候）呼气，肌肉松弛的时候（放松的时候）要习气。因此，做俯卧撑的时候上去的时候要呼气，下来的时候吸气就可以了。

　　如果是身体很沉的人或肌肉力量不够强的女性，可能连一两个俯卧撑也做不了。我太理解那种心情了。如果觉得困难，可以用膝盖撑着地，只用上半身做俯卧撑。（不过，脚要朝着上面抬起来。）多多少少熟练之后就可以乘着凳子或床做，最后升级到标准的动作也是可以的。

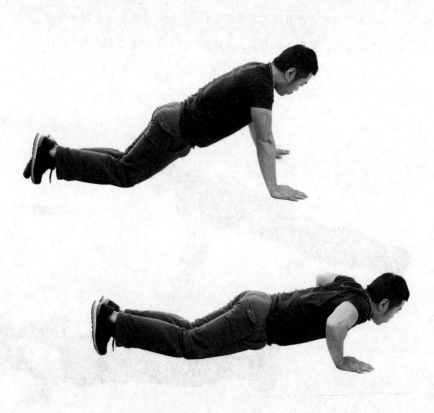

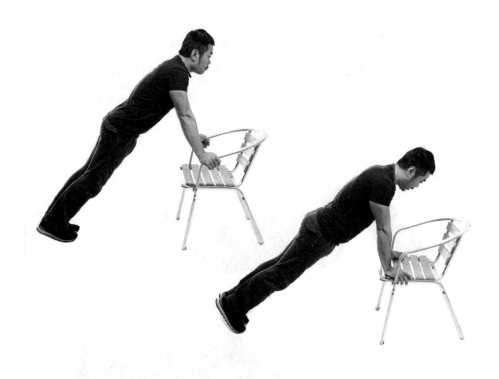

仰卧起坐和仰卧卷体

仰卧起坐和仰卧卷体姿势很相近效果却不同。仰卧起坐要用下腹的肌肉，而仰卧卷体会用上腹的肌肉。而且和仰卧起坐不同，仰卧卷体不需要别人抓住腿，自己可以独立完成。

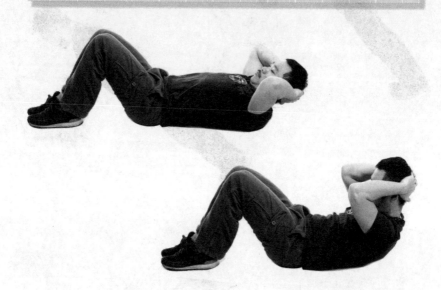

要达到上腹肌有紧绷感的程度，把头和肩膀抬起放下20回左右。

仰卧举腿（Leg raise）

仰卧举腿是锻炼腹肌的运动。做了仰卧举腿，就会觉得仰卧起坐和仰卧卷体是小儿科了。腰部紧贴地面，仅凭腹部的力量抬起双腿，对锻炼下腹肌肉有很大的帮助。

♣ 运动法：躺在地面后，双臂自然地托着脖颈，把头抬至离地面5cm高。这是要注意双脚和两个膝盖不能分开，把腿抬至最高后，如果开始感到疼痛，就弯曲膝盖，蜷缩身体让膝盖来到胸前。

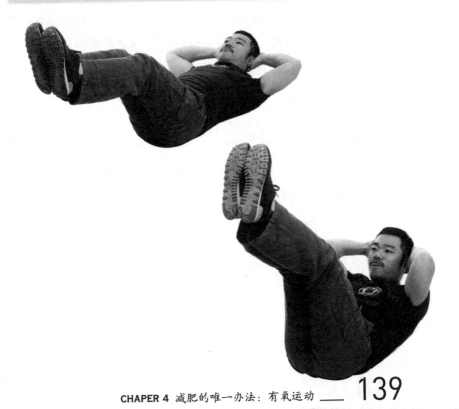

如果觉得抬头吃力，也可以放下。只是后背、腰和臀部要像涂了强力胶一样紧紧固定在地面。

♣ 运动量：最少要做10个。有些人没有力气了就用腰部的力量抬腿，这样很容易就闪着腰。绝对不要勉强，如果打死也做不了10个，就从能做的量开始。

弓步

弓步是下半身运动的基本动作。动作很简单效果却很好。特别是女性，别的不做，这个弓步或蹲坐是一定要做的。因为这是赋予大腿和臀部以弹力的必做运动。

♣ 运动量：双腿前后平行分开，距离要比步幅宽。保持这个姿势垂直坐下，前腿的膝盖要和地面呈90度，后退要接近地面。上身要笔直地下去，前腿的膝盖不能超过脚的位置。双臂可以抱胸也可以放在腰侧。在右腿向前的状态连续做20次后，立即换左腿向前做20次。

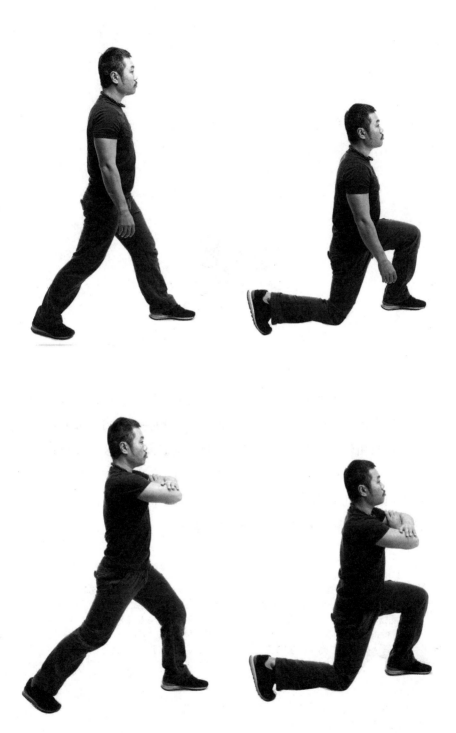

一点都不轻松的健身房运动

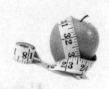

  周围很常见的健身房，确实是运动的好地方。在韩国区厅或市厅等自治体，还会专门为居民建一个免费或一个月1万韩元左右就可以自由使用的公共健身房。稍微有点规模的小区，甚至直接由妇女会或居民委员会运营健身房。反过来，每月花费几万元的健身俱乐部几乎都有私人教练，可以根据不同的运动接受不同的训练，而且还有具备洗浴房和更衣室等设施。

雇私人教练的优点	缺点
·1:1的指导方式，运动效果好 ·可进行系统性的训练 ·不需要太努力，也能保证减肥效果	·贵，每小时3~5万韩元 ·也有很多未经验证的 ·偶尔会变成药贩子（脂肪燃烧剂等）

142

雇佣私人教练

除了费用较大以外，在健身俱乐部找一个私人教练比自己独自做的效果更快更好。明星一般都会雇一位私人教练。偶像组合除了睡觉的时间，从饮食开始一整天的生活都要进行彻底严格的管理。

不是明星的意志有多么强，也不是他们对自己下多大的狠心，而是经纪公司对他们进行着强势的管理。所以他们不想成为肌肉男也不行，不想拥有火辣身材也很难。不过普通人要接受那种残酷的管理也并非易事。

以健身房的私人教练为例，他们一个月大概开12次左右的课程，价位一般都在30~60万韩元（当然健身费用不包含在内）。教练会依据顾客的体制测量结果，以与顾客的详细的交流为基础，为其制定一个适当的运动程序，还会进行严格的饮食管理。

其实健身房的私人教练，也不一定非要有特别的资格证，即使有，一般也就是生活体育指导者资格证（是韩国唯一公认的），但这个证也不是必需的，重要的是教练的经验和他的实际工作经历，还有诚实性。若不小心碰到不好的教练，把身子折腾坏了不说，还没有效果，钱也就白花了。

但经济上比较充裕的人，还是建议你去健身房的时候雇一个私人教练。做3个月左右的训练后应该就可以独自进行了。这比自学或偷师的方式更有效，而且能防止错误运动。

特别是利用举重器材运动的时候，如果没有教练的指导很可能姿势不正确导致身材变坏。通过健身锻炼出好身材的人肯定都非常想指导一下初级者。但若毫无警觉地接受哪个学的不靠谱的朋友的指导，那个不靠谱很可能就传染，让你的身材也变得不靠谱。

在健身房以有氧运动开始

　　健身房最有人气的有氧运动器材不用多说肯定是跑步机。因为那个最简单，容易出汗运动效果又好。所以规模小的健身房由于跑步机的人气太高，还会发放号码牌。

　　健身自行车虽没有跑步机人气高，但运动效果更好，特别推荐给膝盖脆弱的人。用健身自行车的时候等级要调到2级以上保持45分钟以上。刚开始都会觉得累，所以从低水平开始，等熟练了就逐渐提升强度就可以。速度要保持不低于25km/hr，做健身自行车运动45分钟消耗的热量大约是300kcal。健身自行车是绝不可以小觑的器材。

　　前面也提到过，用跑步机的时候尽量跑是最好的。要以走路获得运动效果，速度至少要达到6km/hr以上，说着容易要真以这个速度走还是很难的。像我一样步幅窄的人，几乎是要用跑的。对刚开始运动的人，如果时速6km过于勉强，就用比自己平时走路稍微快一点的速度（大约时速4~5km）跑5分钟，慢慢热身以后，提高速度开始慢跑就好了。跑步的速度不需要太快。

有氧运动会促进食欲吗？

由于做完运动后会出现食欲旺盛和一动都不想动的现象，所以有人说干脆不要做有氧运动更好。事实上，做1小时以上的激烈的有氧运动后会分泌刺激食欲的荷尔蒙。但是在适度地进行一小时以内的有氧运动却有抑制食欲的效果。可喜的是越是瘦的人食欲越会得到抑制，越是胖的人反而更促进食欲。不过，坚持做运动调节食欲的功能也会得到改善，因此相对运动，更要注意不要暴食。

举重训练的
三大原则

　　做举重训练是为了增加肌肉量从而提高基础代谢量，但是雄伟的胸肌与雕刻般的腹肌其实和为健康而做的减肥没有太大的关系。当然，坚持不懈地做运动，肌肉量就会逐渐增加，总有一天自然地出现巧克力腹肌，然而像这样的几乎是参加健美大赛水平的运动量和肌肉管理，是不能包括在减肥领域的。

　　或许有很多人会从"健康"这一词联想到健美的肌肉，不过现实中的健美选手都是健康的吗？也不全是。反而比普通人更容易得一些琐碎的病。为了保持低脂肪率，要注意每一个食物，经常会顶着精神压力。这本书不会介绍利用健身器材的运动方法，一来我不是专业教练；二来就算是，我相信仅凭几张照片和几行说明没办法好好传授训练的运动方法。就如接吻一样，举重训练是不能通过书本来学的。不过，做举重训练的时候一定要牢记以下事项。

比个数更重要的是准确地姿势

举重训练中最重要的是准确的姿势。像高尔夫一样的运动就算姿势不对，只要把球打飞了就能获得掌声。但健身器材的运动，一旦姿势错误不仅没有运动效果还容易受伤。不要无视健身器材，它可是个相当可怕的东西。所以不要为了达到目标而过于勉强自己，就算做一个也要尽力做到位、做标准。

运动中感到身体异常，就立即停止

举个例子，如果不应该有感觉的部位忽然感到疼痛，那就得立即暂停运动休息。仰卧举腿是需要用到下腹肌肉的比较有难度的运动，躺着把腿举起又放下的时候，偶尔会过度地使用腰部力量。此时如果觉得腰部肌肉更紧绷，就要立即暂停。做仰卧举腿的时候腰疼是因为腹肌没有力气，如果再继续，可能会严重损伤脊椎。

练肌肉也要劳逸结合

偶尔能遇到这样的人，说一周有一天没有做运动全身就会觉得不舒服。像我那个时侯是每周5天，到了周末一定会休息。其实只要有体力，成天跑来跑去做有氧运动也没什么大问题，而没有适当休息的训练却不是运动，可以说是劳动。所以就相当于去健身房花钱干活，真是辛苦。据说肌肉不是在运动的时候，而是在休息的时候生长。每个部位肌肉的休息时间都不同，但至少都需要24~48小时。

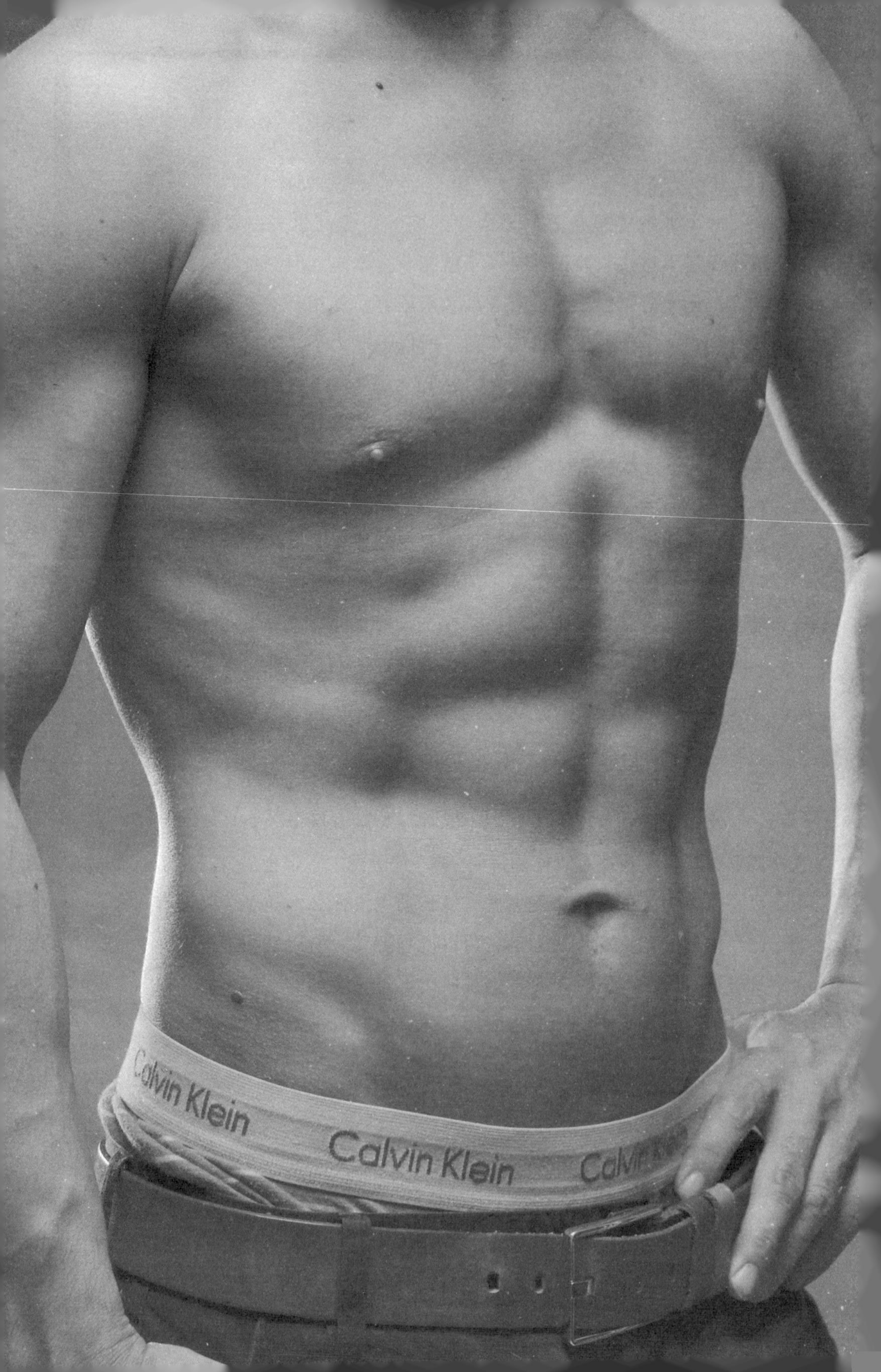
Calvin Klein
Calvin Klein

CHAPTER

5

轻松打造
腹部曲线

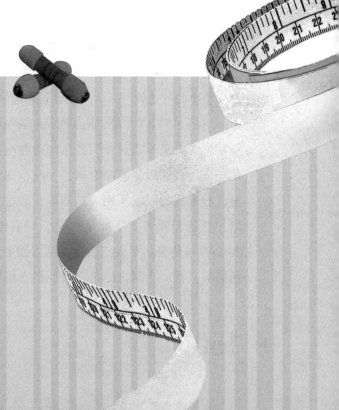

正确的姿势塑造有气质的身姿

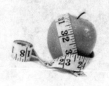

　　据说把全世界的减肥方法加起来会有2000种以上，而其中有一个就是尼特减肥法。当然没有运动和控制饮食的减肥效果大，但理念是增加生活中的活动量来加大热量消耗。最近某个女生组合中的一个成员正在用这一方法，随之也流行起来。只要改变生活中小小的习惯就可以，所以也是非常简单的减肥法。

　　尼特（NEAT）是"Now Exercise Activity Thermogenesis"的缩写，含义是不通过专门的运动而在生活中增加热量消耗。举个例子，上楼的时候不坐电梯，去超市的时候不用购物车而提购物篮，看电视的时候不用遥控器等，通过生活中一些小小的变化而增加热能消耗量。实际上也是，只要改变这些习惯也能多消耗20%~50%热量。然而比改变生活习惯更重要的，就是改掉不端正的姿势。据一个调查结果，仅凭挺直腰板的坐姿，就能消耗比放松时多50%的热量。站着的时候也是一样，挺直腰板抬头挺胸消耗量就会跟着增加。特别对于减肥者共同的敌人小肚子，只要养成挺直腰板的习惯，减起来就会容易很多。

仅凭端正的姿势也能减肥

运动姿势正确的人和体型不正的人比起来，因为有灵活的供氧和脂肪燃烧，活动性也更好。所以能更灵活地调节体脂肪，成功减肥。为了塑造正确的身姿，一起遵守下面的原则吧。

❶ 适宜的高度应该是在做下去之后膝盖与地面呈90度，把手自然地放在桌上时肩膀不会耸起的高度。臀部要坐进椅子里，后腰稍微贴着椅背就好。

❷ 臀部紧贴椅子，下巴稍稍拉进来。

❸ 走路的时候挺直腰板，抬头挺胸，收下巴。

❹ 走路时步伐稍微大一些，脚后跟先着地。

❺ 跷二郎腿的姿势很不好，但一时改不过来，就要双腿轮换着翘。老是只翘一边，长期下来就会引发脊椎侧弯症和腰间盘突出。

❻ 站着的时候把体重侧向一边的姿势也是不好的。要收下腹，把体重均匀分散在双腿。由于维持同一个姿势太久会浮肿，最好偶尔换一下姿势。

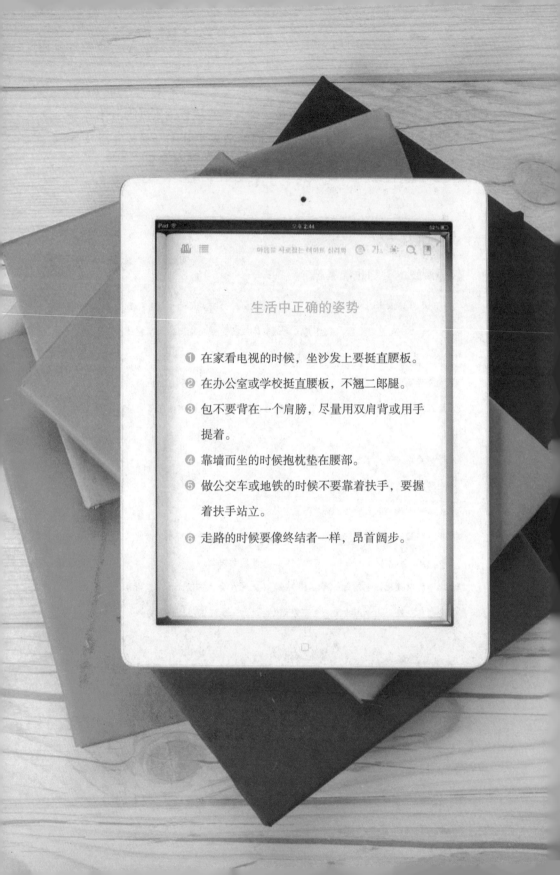

生活中正确的姿势

❶ 在家看电视的时候，坐沙发上要挺直腰板。

❷ 在办公室或学校挺直腰板，不翘二郎腿。

❸ 包不要背在一个肩膀，尽量用双肩背或用手
提着。

❹ 靠墙而坐的时候抱枕垫在腰部。

❺ 做公交车或地铁的时候不要靠着扶手，要握
着扶手站立。

❻ 走路的时候要像终结者一样，昂首阔步。

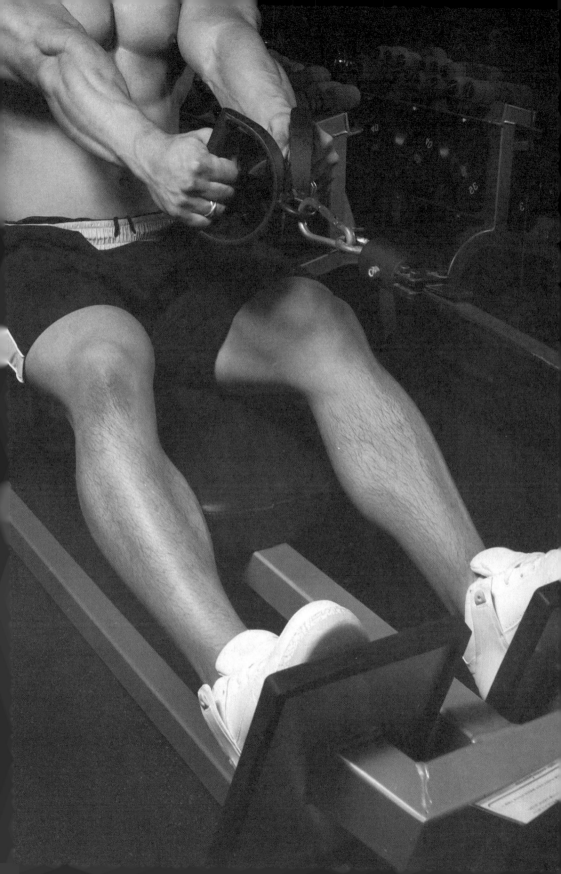

在家就能做的塑身运动

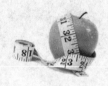

不要把跑步机搬到家里

很多人想运动可抽不出时间，所以觉得买台好一点的运动器材放家里会很好，于是就开始留意起跑步机或复合健身器材，尤其是跑步机，虽然价位有点高，但总觉得运动效果很好，很多人都是一冲动就买了一台放家里，然而物尽其用的情况是极其稀有的。

一开始凭着新鲜劲把跑步机放在客厅里，看电视的时候边看边跑，但也就是一两天的事，等三分钟的热度冷却了，那家伙就变成非常恼人的东西了。庞大的体积放哪都不好放，大部分都会推到阳台一角，晾衣服或放花盆。

电视购物频道也会卖各种各样的运动器材，看着苗条的女性面带微笑用运动器材运动的样子，任谁都会心动。自以为只要用那个坚持运动，小肚子什么的都不在话下，而问题在于坚持运动是非常不容易的。一开始可能会很热情，但时间越长就越觉得没意思，用器材的次数也就越来越少了。

一位前辈炫耀说，自己想练肌肉却觉得去健身房有点不好意思，于是就去东大门的一个体育用品商店买了一个非常好的器材，我很好奇就跟着去参观了。进门就看到它庞大的身躯，像一个变形金刚一样，是个能做不下100种举重运动，甚至还拥有健身自行车功能的复合式运动器材。看着很震奋人心，于是我便有了想买一个的冲动，价格在300万韩元左右。

42平方米客厅的三分之一都被它庞大的体型覆盖着，也难怪装运工来组装的时候，嫂子的表情一直不大友好。后来才知道两位装运工在组装的时候，嫂子站在后面抱着胸想着："这人，看你能坚持多久。"，果不其然嫂子的预测真的应验了。

就两天，坐在器材上嘿咻嘿咻地折腾的时间，仅此而已。之后就天天嚷嚷着"肩膀好酸啊，背也好痛啊"不愿接近器材，等过了一个月之后器材干脆失去了主人孤零零地被扔在那里。体积小一点还能放到阳台上，就这家伙的体型一两个人根本抬不动，现在就放在客厅里偶尔拿来晒被子。300万韩元的晾衣架呀。

当然，不是说所有人都是买了跑步机不跑步。大部分很快就放弃，把器材扔在一边的原因在于，家里面妨碍长时间运动的因素太多，而且自己一个人锻炼意志容易薄弱。那些钱还不如给老婆买些漂亮的衣服，树立老公威信呢。还有，就算停止了运动，分期付款的钱每月还是会扣除，情人的礼物和跑步机，绝对不能用分期付款的方式。

和家人一起做的
明快的运动

利用书本的有氧运动/和孩子一起做的腹肌运动/夫妻一起做的仰卧起坐

01 利用书本的有氧运动

是把几本书放在地上做的台阶运动。就算没有专门的踏板器材也能锻炼基础体力，即使做30分钟左右也能消耗150~220kcal，是个不错的有氧运动。如果从这个角度来说，书本不只是精神的粮食，还是身体的粮食。如果很不幸的，家里连一本书都没有，可以利用玄关（或浴室）的门槛。

运动方法

❶ 书只要堆10cm左右的高度就可以。
❷ 右腿先上，左腿后上。
❸ 下来的时候右腿先下，左腿后下。
❹ 窍门是发出声音打着一二三四的节奏，一上一下是一回，做完两回就换左右顺序。
❺ 可以边听音乐边做。

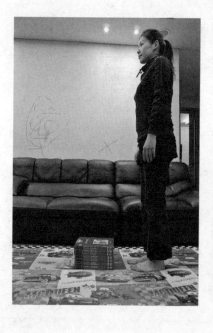 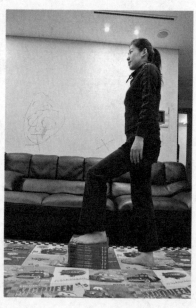

158

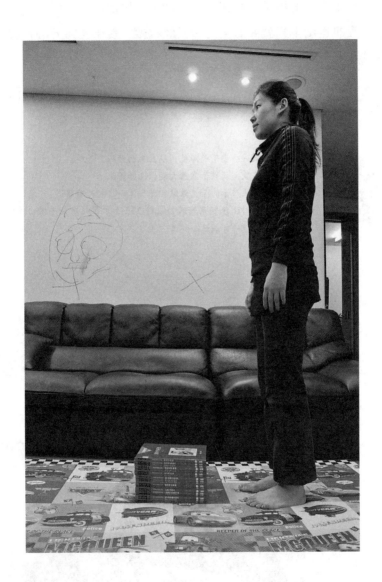

02 和孩子一起做的腹肌运动

反正都要看孩子，和孩子开心地边玩边运动是个两全其美的事。腹肌运动本来就要有空的时候经常做，孩子觉得开心，我也能减肚子。

运动方法

① 地上铺一个垫子或薄被，躺在上面放松。

② 弯曲膝盖，让孩子靠着大腿坐在肚子上。

③ 轻轻握住孩子的手，像做仰卧卷体一样抬起肩膀。

④ 和孩子对上眼就用好玩的表情笑一个。但此时如果做出吃力的表情，孩子可能就会吓着。

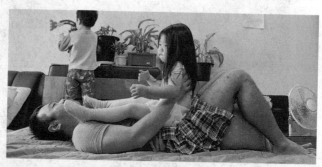

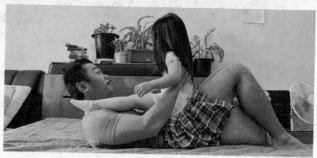

03 夫妻一起做的仰卧起坐

运动觉得好玩才能坚持做。特别在家，夫妻两个一起做，还会有些小小的竞争心理，运动效果也很好。当然父母和孩子也能做，往里面加一些游戏也很好玩。但过度的竞争心理可能会引发夫妻吵架，运动就要止于运动喽。

运动方法

① 如图，互相交叉着双腿，固定后躺下。
② 两个人轮流坐起，起来以后要停顿2秒。
③ 猜拳，输了的人连续做两次，赢了的人做一次，可以定一个类似的规则。

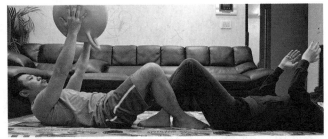

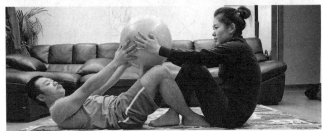

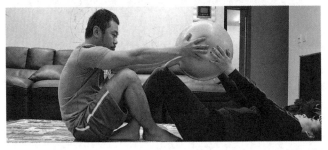

睡觉前
要做的运动

床是用来睡的家具，不是用来做运动的，但睡前的几个简单的运动还能帮助睡眠。特别是睡前的腹肌运动能够促进肠的蠕动，对早上的排便也有好处。前面介绍过的仰卧卷体和仰卧举腿都可以在床上做，在这里会多介绍几个。不过要记住，无论是什么运动，借着床垫的弹性都会降低运动效果。

仰卧自行车/举枕头运动/俯卧抬四肢

03 仰卧自行车

由于不可能真的躺着骑自行车，躺在床上朝着天花板交替着运动双腿。可能会觉得这算什么运动，可是真正开始做，不到3分钟应该就满头大汗了。对紧致大腿很有效。

运动方法

❶ 把一个枕头垫在腰下，抬起双腿。
❷ 这是两手要轻轻撑住腰侧。
❸ 像骑自行车一样交替着蹬大腿，速度不用太快。

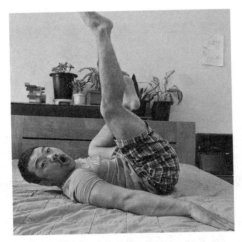

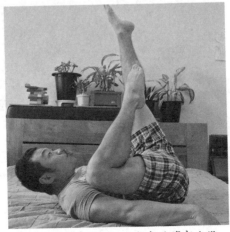

02 举枕头运动（反向卷体运动的应用）

可以期待和反向卷体运动一样的效果。两腿之间夹一个枕头并举起来，虽然是简单的运动，却可以塑造有弹性的腹肌。

运动方法

❶ 两腿夹住枕头，注意别让它掉下来。

❷ 把两臂往后伸过去，抓住床的底部。

❸ 慢慢地把腿抬到90度，下腹部要有紧绷的感觉，再慢慢放下。

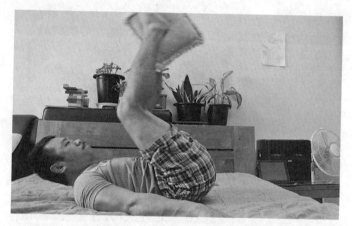

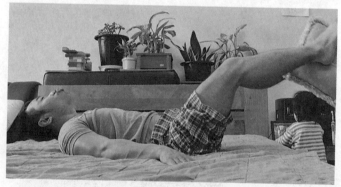

164

03 俯卧抬四肢（又称超人姿势）

腰部运动中好像没有比超人姿势更好的了。特别对于女性塑造腰部曲线和提升臀部，有非常好的效果。而且超人姿势和其他收缩肌肉的运动不同，它运用肌肉的张力，所以能够强化支撑肌肉的韧带。不仅如此，他对平时经常被腰痛折磨的人很有帮助。

运动方法

① 趴在床上放松全身，整理呼吸。

② 默念一二之后，同时把双手和双脚张开并抬起来。

③ 抬起的状态维持10秒，熟练之后就把时间增加为30秒。

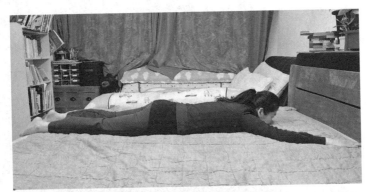

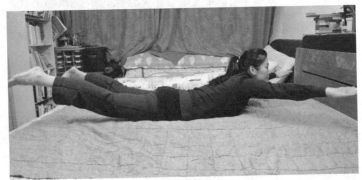

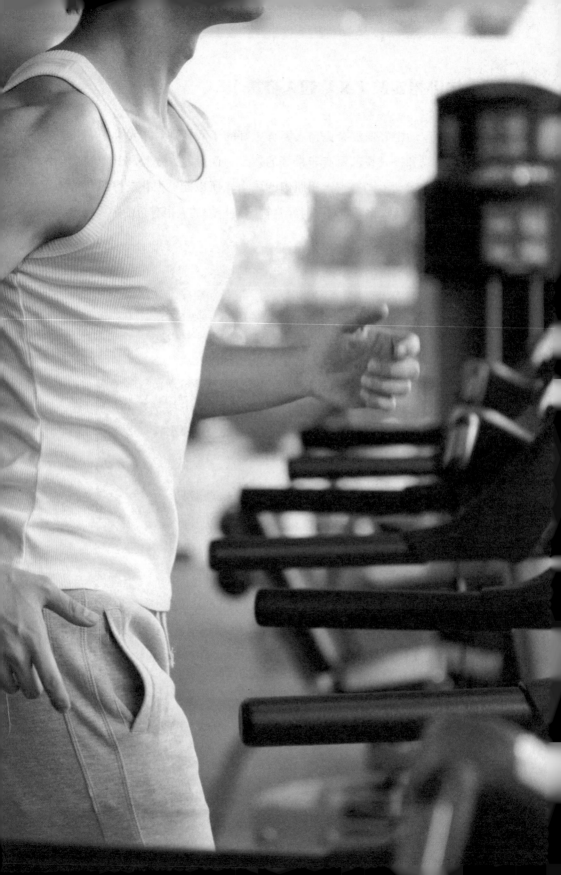

在办公室也可以做运动

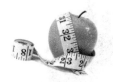

    运动，不一定非得特别抽出时间，换上运动服才能做。无论是办公室还是学校都可以做。用桌子和椅子，书和文件袋就可以抽空锻炼身体各个部位的肌肉。动作也不难，所以坚持做下去不仅能够缓解压力，还可以塑造有弹性的身材。

    很多办公室会提供足够的零食，不要忘了无意中吃的几块饼干和一口饮料在你的身体里堆积，最终储存为叫体脂肪的东西。腹部的赘肉很容易长，但要减下去还真不容易，所以果断地把桌子上的饼干盒跟饮料收起来吧。同事围在一起吃披萨或炒米条的时候，心里想着"哎，你们要吃就吃吧，祝你们越来越富态"，去外面吹吹风也不失为一个好方法。但千万别出去买别的东西吃啊！

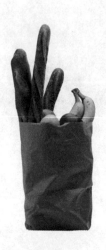

利用桌子的
运动

桌子俯卧撑/桌子反向俯卧撑

01 桌子俯卧撑

在地上做的俯卧撑对肌肉不发达的人或女性来说，是一个非常艰难的运动。但撑着桌子做的俯卧撑，即使是女性也能轻易完成。这个运动能塑造肩膀和胳膊以及上身的曲线。同样个数不重要，能做多少做多少就好，但姿势必须标准。

运动方法　双手与肩同宽，撑住桌子，腿伸直并抬脚后跟。这时双手的位置要跟肩膀线保持平衡不能上去也不能下来。熟练以后，把单支腿抬着效果会更好。

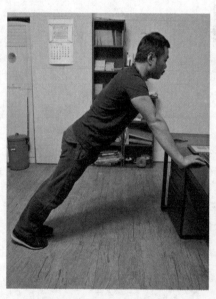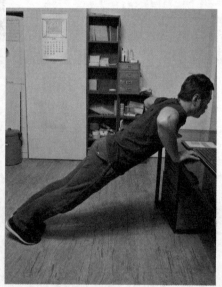

170

02 桌子反向俯卧撑

如图，就是背靠着桌子把胳膊往后撑住桌子的俯卧撑。

和一般的俯卧撑不一样，它会锻炼到肩膀和胳膊。俯卧撑和反向俯卧撑都要尽量放慢速度效果才更好。呼吸方法是，下去的时候呼气，上来的时候吸气。

运动方法

双手比肩略宽，撑住桌子后抬起手肘。如果可以就把腰伸直。比一般的俯卧撑更锻炼胳膊，但不能因此撅屁股或弯膝盖。尽力做下去，总会变得熟练，能做的个数也会变多，肩膀和手肘上部的肌肉变得越来越紧致。

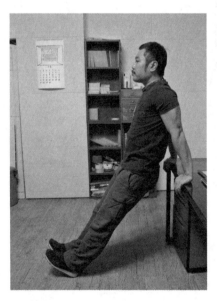
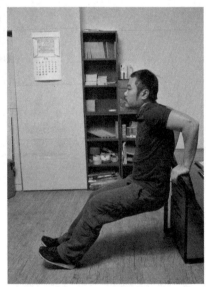

坐在椅子上
做的运动

抬膝运动/利用椅子的蹲坐运动

01 抬膝运动（knee up）

这是办公室运动中腹肌锻炼效果最好的运动。由于是坐在椅子上做的，所以动作简单，对锻炼下腹的肌肉很有效。

运动方法

臀部要坐椅子的一半左右。手要轻轻地抓住扶手，后背不要贴着椅背。慢慢地弯曲膝盖拉到胸前，关键是放下去的时候最大限度的放慢速度。同样个数不重要，要感受下腹的紧绷，维持正确的姿势。多次反复，会觉得比较简单，抬腿的时候伸直双腿效果会更好。

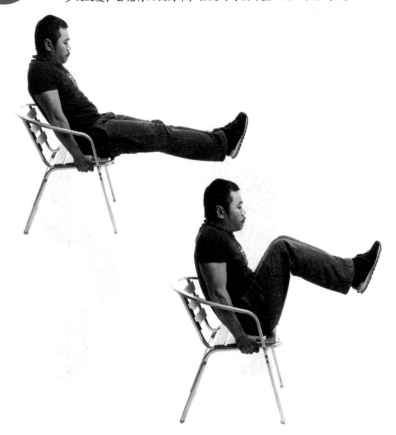

02 利用椅子的蹲坐运动

　　蹲坐运动就是像摆坐上椅子一样的动作的下半身运动，女性要做有些困难。可是仅凭坐下再站起来的动作，也能刺激肌肉，坚持做下去，肥肥的大腿，就在不知不觉间变得紧致有弹性。动作虽简单，姿势不标准会影响效果。要特别注意膝盖的位置。

运动方法

❶ 臀部就坐椅子的前端。

❷ 胳膊可以往前伸也可以抱胸，这时腰要挺直。

❸ 不要完全坐下，要慢慢地坐下来，膝盖的位置和蹲坐一样不能超过脚尖。

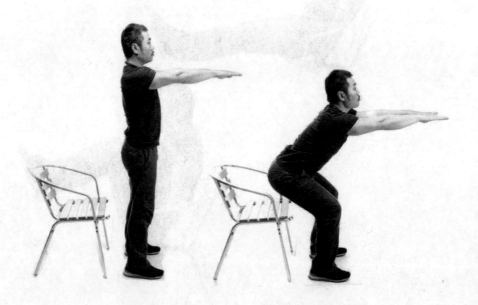

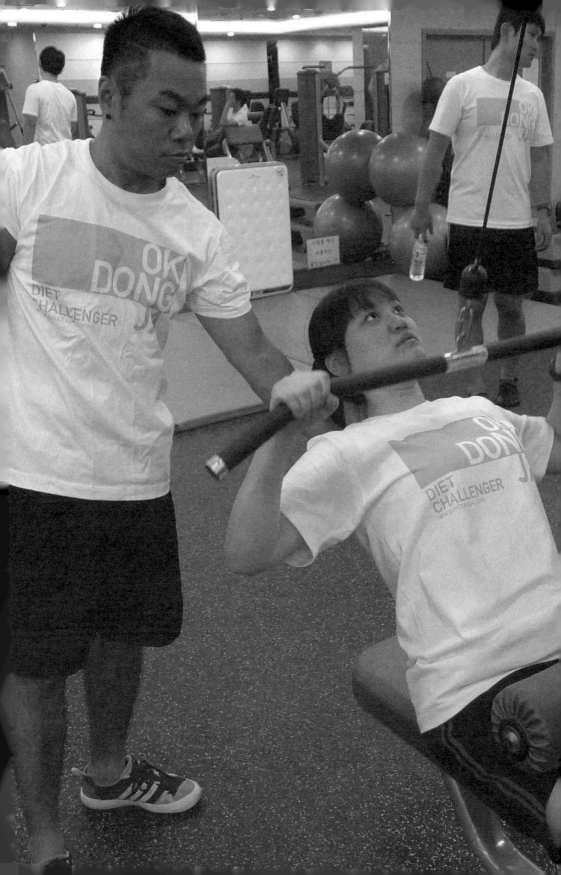

利用书或文件袋的
运动

用书本做的胸肌运动/增加肩膀和胳膊弹性的运动

01 用书本做的胸肌运动

首先挑一个适当重量的书或文件夹。不要用周刊或宣传册，要选个有些重量的书，如果没有可以把两三个合在一起，重复10次左右感觉到累了才有效果。

运动方法

① 双手抓住书或文件袋
② 保持那个样子，向上抬起，手肘要渐渐合拢。最大限度的把手肘抬起来，直到手肘抬至眼前。
③ 重新回到原位。运动的过程中双手要用力，要感觉胸部及周围的肌肉紧绷。

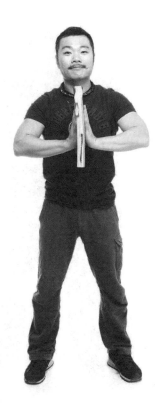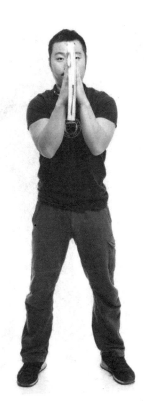

02 增加肩膀和胳膊弹性的运动

在健身房一般用杠铃或者哑铃，用书和文件袋也一定有效果。不仅是肩膀和胳膊，上胸肌也能锻炼，认真做下去上身会变得很好看。

运动方法

① 把书或文件袋拎起来，双臂要向左右分开。
② 边吸气边拎起，手要抬到嘴巴的高度，如图胳膊要呈V字型。
③ 感受着肌肉的紧绷，抬起放下的速度要最大限度的放慢。

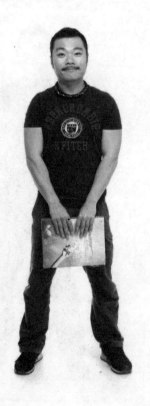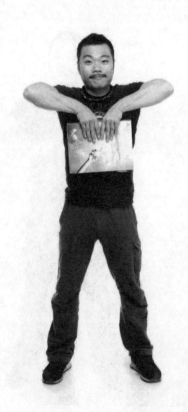

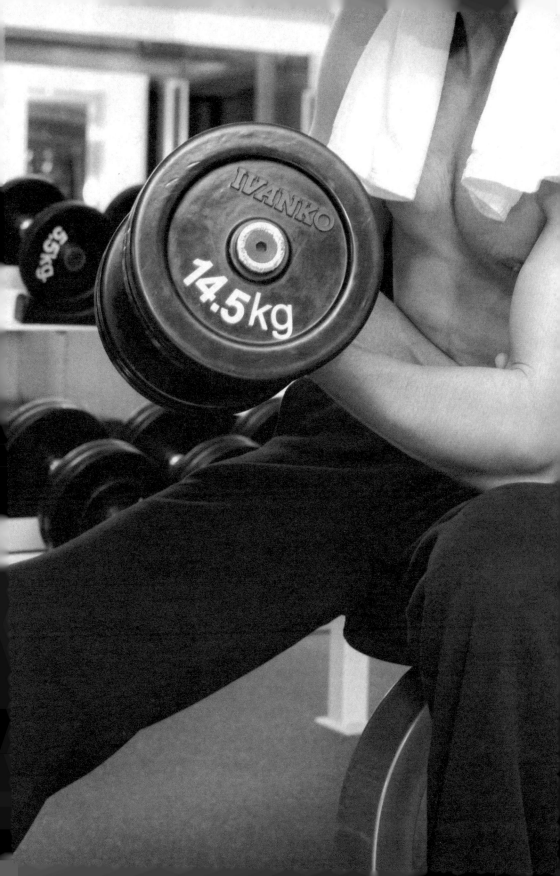

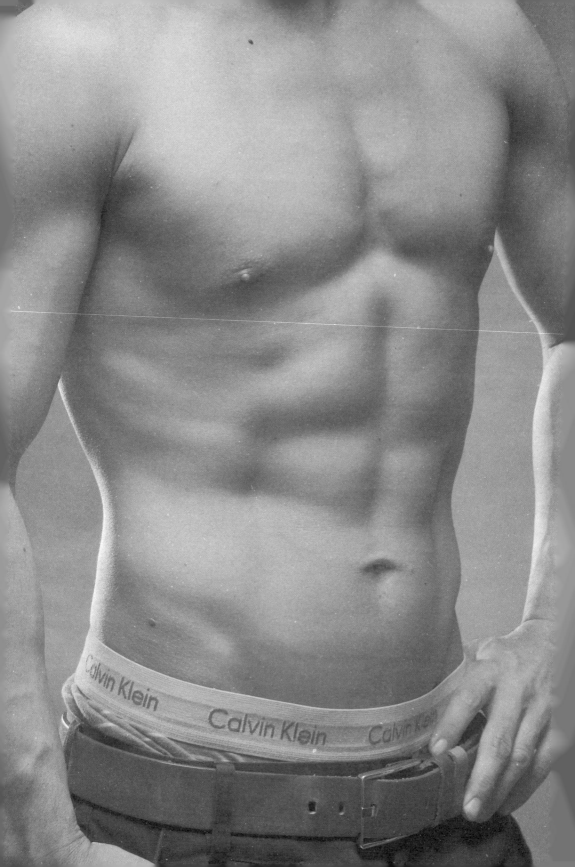

CHAPTER

6

玉童子
减肥成功

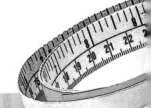

身体变化的成绩单

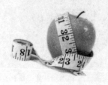

　　三个多月的时间通过饮食控制和运动成功减了23kg体重，再多就困难了。如果还不满足于降到10%左右的体脂肪率，还想减到个位数，就需要比以前残酷好几倍的食谱和超越人体极限的运动。一开始我减肥的目的就是健康，而不是成为健美教练一样的肌肉型男。那么，我的健康状态改善多少了呢？

　　减肥后过了差不多一年的时候，我重新去检查了一次。看到结果后我不敢相信自己的眼睛，甚至怀疑是不是和别人的弄混了。用荧光笔标出的项目一个也没有，而诊断书上确实是我的名字，那些数值证明我已经变成另一个人了。

　　其实也有些担心，会不会有那么一两个指标，还是没有达到正常。就算坚持了一年多的运动，数十年来我吃的那些是实实在在的，而且也没有过多的去照顾，完全没想到这么容易身体就改变了。

　　只是肝的指数正常，但还是有一些脂肪残留，所以医生建议我继续坚持下去。前不久我在某个节目中被判定为脂肪肝，很多朋友担心地说"你都干嘛了呀？"，"减肥是不是也没用啊？"之类的话。可是我不担心，因为这比减肥前的状况比起来，已经是改善了很多。这可以说是个奇迹性的恢复，而且现在也在不断好转。

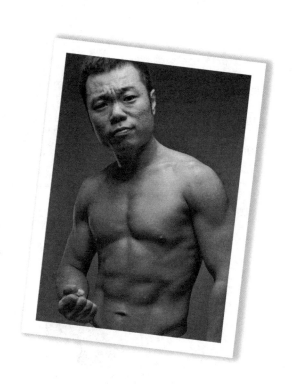

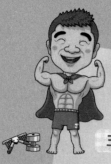

玉童子的身体状况成绩表

项目	减肥前	减肥后	备注
身高	163cm	163cm	以为举重会让个子变矮呢
体重	86kg	63kg	减了23kg后到现在为止维持着 ±2kg的体重
腰围	37英寸	27英寸	现在穿衣服也有型了
头围	60cm	57cm	脸瘦下去之后头围也变小了，好神奇
饮酒	不喝	依然不喝	减肥成功后连敬酒的人也没有了
吸烟	一天半盒	完全戒烟	不吃咸辣的食物，也不会想吸烟了

检查项目	正常范围	过去	现在	结果分析
空腹血糖	70~120	135	85	减少碳水化合物的量，进行以蛋白质为主的饮食，血糖值下降很多
HDL	42~74	40	60	以前因为油腻的食物和运动不足，身体里面全是不好的胆固醇，现在血液变得干净很多。如果是水质，是不是就从5级水净化到2级水呢？
LDL	0~140	238	110	
GOT	1~38	58	32	多亏了减轻体重和持久的运动，关于肝脏的各种指数都居然回到了正常范围。一直特别注意管理肝指数的，体重减下去肝指数也会随之下降。
GPT	1~43	65	36	
γ-GTP	11~63	195	70	

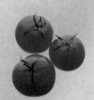

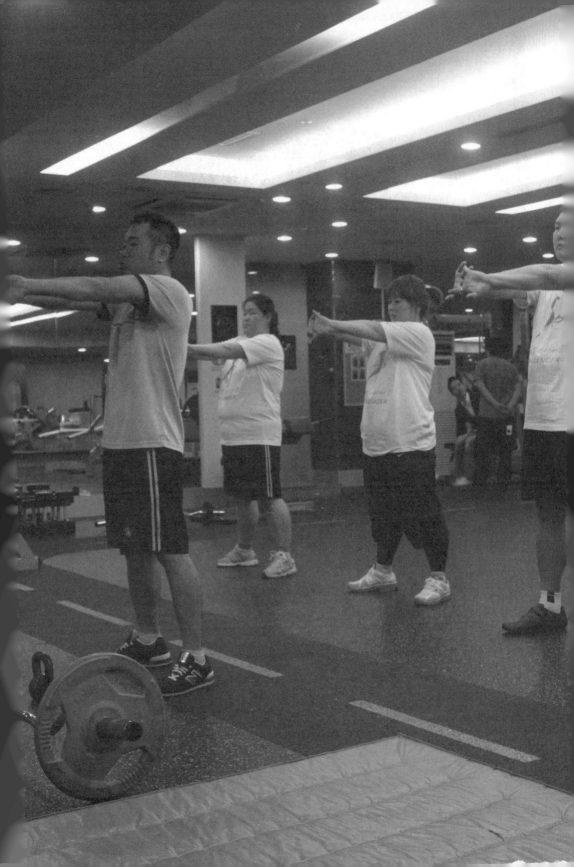

减肥后
要遵守的

1. 一周三次，无论什么运动都做一个小时以上

很多人减肥成功后就一下子放松，便不再做运动了。如果停止减肥期间每周5次每次1小时以上的运动，很快就能感到肉又长回来。不用每天做，为了保持下去每周至少要做3次，每次1小时以上。

2. 在日常生活中尽可能地增加活动量

如果今天不运动，就努力在日常生活中增加活动量以消耗更多的热量。比如爬楼梯、短距离用步行代替乘车，有空就做拉伸运动，让身子尽量多地动起来。

3.每天量体重

减肥的时候要远离体重计，但减肥成功后每天要在早上空腹的时候秤一次。如果比昨天多了一点，今天就要增加活动量努力保持体重。尤其是星期一的早晨一定要量，这样能有效防止周末的暴食。

4.一个月至少做一次体成分检查

一个健康的身体的各个成分都维持着一个均衡的比率。一旦这个均衡遭到了破坏，体内成分间的不平衡使体脂肪过分增加，有可能导致肥胖，或因为缺乏蛋白质使肌肉萎缩。因此每个月要接受一次准确地检查，了解自己身体状况后，选择适合自己的运动做就可以了。体成分检查可以去保健所或健身俱乐部做。

5.吃了高热量食品就要更多的活动身体

如果晚上有了公司聚餐或朋友聚会，不要直接钻到被窝里。要通过简单地运动充分消化之后入睡，第二天要增加运动量。

6.养成看食品的热量和营养成分的习惯

一定要确认标在食品上的成分。不仅要看卡路里，还要看营养成分以均匀地吸收各种营养素。

7.吃饭要吃八分饱

吃到八分饱对健康对保持身材都是最好的。要尽可能地放慢速度，而且尽可能吃清淡的。早饭能增加基础代谢量，还能有效抵御夜宵的诱惑，所以一定要吃。

8.穿合身的衣服

过于宽松的衣服不利于看出体型的变化。要穿正好合身的衣服，随时保持紧张状态。

9.压力要尽快缓解

精神压力会让荷尔蒙皮质醇浓度提高，随之腹部脂肪的合成率也提高。不要靠吃东西来释放压力，开发一个唱歌或跳舞等自己独有的缓解方法。

10.改变口味

减肥后不加以控制，口味很快就会回来。所以继续吃低卡路里的食品，也能逐渐改善重口味。

找回健康后的一些变化

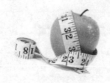

一年居然没吃过感冒药

大家都知道，我的皮肤已经差到不能再差。尽管我隔三差五地去皮肤科治疗，皮肤也还是那个样子。身体一疲劳脸上就会出现"火山爆发"，还有"喷火口"。人们把粗糙、皮脂分泌旺盛、满是青春痘的皮肤叫做"玉童子皮肤"，可想而知皮肤状况有多严重。

油腻和高热量食品为主的饮食习惯是主要原因，然而因为减肥开始了无脂肪、无盐、无烟的生活，皮肤状况显著改善。现在早上刮胡子的时候也不会刮到肉。之前就算用朴智星做广告的那个剃须刀也至少被刮一两道痕，出去的时候还得贴个创可贴。洗完脸后用毛巾擦一擦再看镜子，里面就有个玄彬。（啊，不要拍砖啊，我是说皮肤，皮肤。）

只是减肥后脸变得消瘦，也有人说有点显老，可这也是没办法的事。因为脸上没有那么多肌肉，也没有专门锻炼特定部分的运动。所以减肥的人要注意管理皮肤，预防皱纹等问题。有些明星减肥后为了不显老还会做脂肪移植手术，但我就这样了。我也不是靠脸蛋吃饭的明星。

减肥后身体最大的变化，就是那些小病都无影无踪了。以前每个月肯定要得一次感冒还得去医院买药，不仅是脸上身体里也时不时地发炎长疖子，减肥后过了一年多，一次感冒药也没吃过，屁股也没再长过疖子。

几年前甲流席卷全国的时候，免疫力几乎为零的我，毫无意外的被确诊为甲流，结果还要和家人隔离，在旅馆过了一周。可现在能感到我的免疫力变得非常高。

减肥给我的礼物远远不止这些。现在不会再起夜，晚上能进入深度睡眠。当然也不会打呼噜，睡眠呼吸暂停综合症也没有了。睡眠好了白天也不会犯困了，身体不疲劳了脑子也很清晰。像新人时期一样，搞笑创意如泉涌一般。我不会再用身体，而将用真正拍案叫绝的创意给您带来笑声。

减肥带来的唯一不便

成功减轻体重后，有一点让人非常苦恼。那就是生活费中，大部分的钱都用来买衣服了。大肚子的时候，即使再贵的衣服，穿着也不好看，所以也不用自己挑，穿老婆给我买的就可以了。因为很少会有公司给笑星赞助服装，而且还不是别人，是给玉童子。

而现在，我的衣服由我自己挑选。甚至买衣服成为一个休闲方式。现在我能随便挑选衣服甚至可以试穿啦。进试衣间的时候总是会心跳加快。本来矮胖身材的人穿适合身体的尺寸就很搞笑，因为都会长一大截。那也不能穿适合身高的尺寸，因为圆滚滚的身材赤裸裸地显现出来。走出试衣间往全身镜一照，玉童子又消失不见了。

减肥成功后时不时地会有服装赞助找上我。甚至会有"哈！这才成为真正的明星了吗"的想法。我承认是极其主观的想法，现在我觉得镜子里的我，有点，不，是很帅。前不久我老婆在一个节目中说我长得有点像俞承浩的时候，其实心里想的是"这女的是不是太夸张了"，不过现在对着镜子瞪一瞪眼，还真觉得有点像。

还有一个是脸小的人，死都不可能理解"大脸族"的自卑感。脸大的人一戴帽子就立即变身维尼熊。但是如今我买帽子装满一个拉面箱子后还有十几个。当然，我承认这些都是我没依据的自恋所导致。然而觉得自己帅是生平头一次，为了打扮自己而买衣服，买首饰分明是个非常惊人的变化。

以前穿过的大码衣服，都洗干净后捐给需要的地方，也都赠给周围需要的人。歌手徐仁英说过每个鞋子都是自己最心爱的孩子。我也觉得我衣柜里的新衣服是我的孩子，又好看又帅的孩子们。

无论穿什么都像傻帽的玉童子，如今能穿贴身的衣服勇敢地走在大街上，这充分证明你也完全可以。为了找大码衣服而来回

190

逛李泰原，在网上搜索"大码衣服"的人，也可以变得随便找一家店买个105号衣服，即使是44号也能毫不犹豫的拿进试衣间，请相信我。

幸福的健康病毒

身体变轻快变健康了会想起一件事。那就是"这么好的东西，以前早干嘛了？"。接着就是，不把自己的惊人体验大肆宣传不罢休。我也是一样。现在看到周围的人吃冰激凌或喝可乐，或者吃油腻的东西就会忍不住，很想去发表这种东西哪里哪里如何如何不好的长篇大论。

我经常会对身躯庞大的几个后辈说要减肥，减肥成功会多么的幸福，诸如此类的话，说得他们耳朵快长茧了，他们也是不想再听下去的脸色。我理解，因为我当年那种身材的时候也觉得说这话的人很烦。就觉得"萝卜青菜各有所爱，管那么多干嘛？"

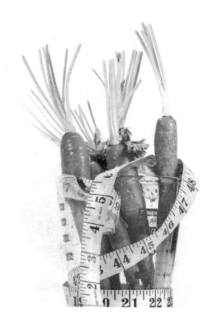

这种唠叨对家人也不例外。默默地看着心爱的儿子美美的吃着汉堡已经成为一件非常辛苦的事情。对正处于喜欢吃炸猪排和炸酱面的小孩说

"蔬菜有利于健康所以要少吃肉多吃菜"，"吃甜的会长胖"之类的话，估计他也听不懂。

所以唠叨的箭头总会对着老婆。"为什么给孩子吃那些"，"比起现成的，妈妈亲手做的不是更好吗"等等。后来才知道，每当我说这种话的时候，老婆就在心里嘀咕："这人减点肥，就开始四处张扬，讨厌死了。"

每次都是三分钟热度的我身体变差之后，不知怎的就开始坚持不懈减肥，最终找回了健康，看到这样的我，老婆也显得很诧异。现在说个实话，我从来都没能把老婆抱起来过。不是因为老婆太重（以前确实是有点重），是因为做老公的体质简直太过差劲了。新婚之夜，像电影里一样一把抱起老婆走向床的场景，我们连想都没想过。我到现在都觉得有愧于老婆，怎么说也是新婚之夜呀。

之后老婆也耐不了我接连不断的唠叨，半强迫半自愿地决定要减肥。之前也尝试过各种各样的减肥方法，但都因为错误的方法马上反弹，再加上每年都因为生孩子没敢减肥。但这次老公亲自监督，而且还做起了私人教练，3个月内居然减了

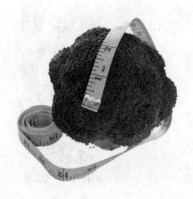

26kg。听着像妻管严，但是前些日子还像个阿姨的老婆，现在却像个未婚女性。

我变得健康了，老婆也一起变得健康了，真是幸福的别无他求了。感觉现在才真正领会到幸福的含义。这个心情能说成是健康病毒吗，我希望这幸福和心满意足的感觉能够向周围大把大把地扩散。真心的希望你也能感染健康病毒，感受从健康身体里喷发出的幸福的感觉。

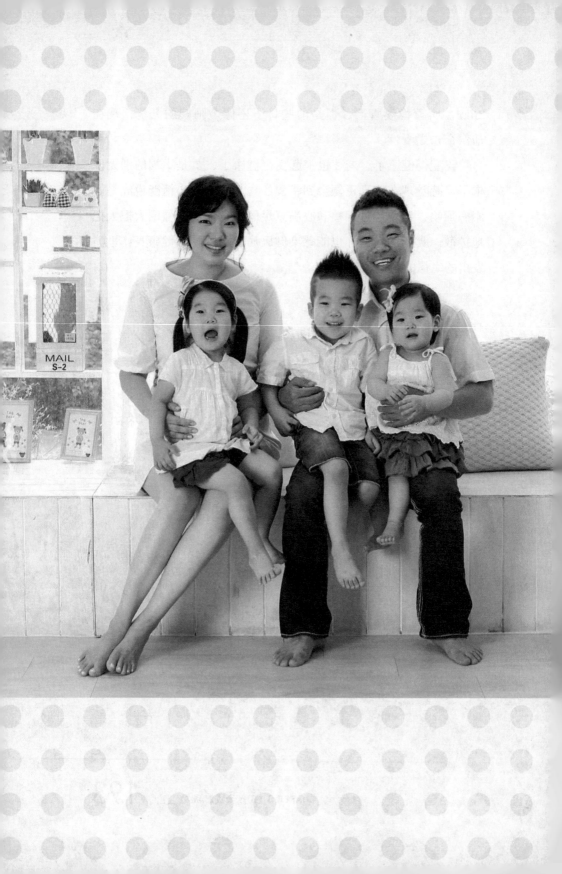

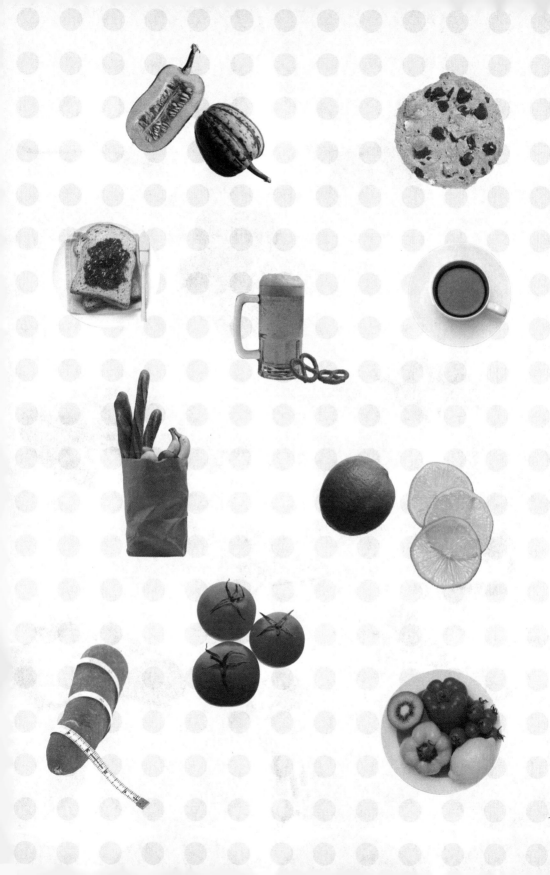

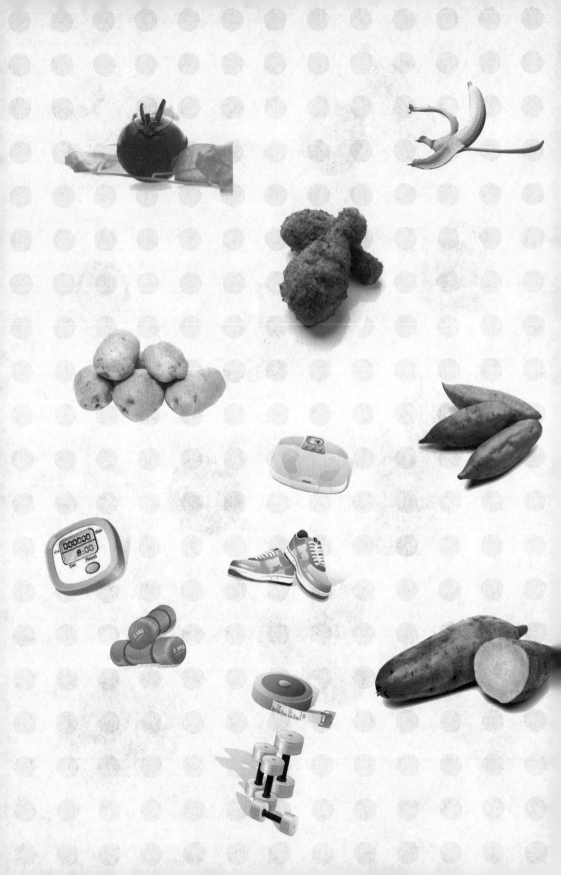